B I B L I O T H E C A

SCRIPTORVM GRAECORVM ET ROMANORVM

T E V B N E R I A N A

ANVBIO

CARMEN ASTROLOGICVM ELEGIACVM

RECENSVIT

DIRK OBBINK

MONACHII ET LIPSIAE
IN AEDIBVS K. G. SAUR MMVI

Bibliographic information published by Die Deutsche Nationalbibliothek

Die Deutsche Nationalbibliothek lists this publication in the
Deutsche Nationalbibliografie,
detailed bibliographic date is available
in the Internet at **http://dnb.d-nb.de**.

Ein Imprint der Walter de Gruyter GmbH & Co. KG
Printed in Germany

Gedruckt auf alterungsbeständigem Papier.
Druck und Bindung: Druckhaus „Thomas Müntzer", Bad Langensalza

ISBN-13: 978-3-598-71228-9
ISBN-10: 3-598-71228-6

PRAEFATIO

Ut multa alia, ita corpus Astrologorum papyri in Aegypto repertae auxerunt: restituerunt etiam partem carminis elegiaci Anubionis cuius fragmenta primum collecta hic eduntur. de eius auctoris uita et opera alibi fusius disserui (u. P.Oxy. LXVI), unde praecipua tantum repetam.

Anubionis carminis elegiaci duo fragmenta citant scriptores astrologici posterioris aetatis, quorum alterum apud Hephaestionem (**F 2**), alterum apud Rhetorium (**F 7**) seruatum est. accedit aliquot uersuum Anubionis paraphrasis Graeca (**T 8**, **F 9**). eisdem uersibus uel potius paraphrasi eorum usus est Firmicus Maternus (**F 11**), unde haud sine probabilitate conieceris etiam distichos in papyris nuper repertis, quorum uersiones Latinae apud eundem auctorem exstant, Anubionis esse: poetarum enim astrologorum quos cognouimus hic solus scripsit elegos. ipse praeterea Firmicus se Anubionis carmen cognitum habuisse testatur, si quidem Hanubius ille cuius mentionem facit **T 3**, 7s. (*mundi itaque genituram hanc esse uoluerunt secuti Aesculapium et Hanubium*; cf. IV prooem. 5 e coniectura Teuffeli) poeta est noster, ut uoluit Kroll[1]. de quo sunt qui dubitent[2], sed sine iusta causa. praeterea enim in tractatibus anonymis eius uerba ut ἐκ τῶν Ἀνουβίωνος laudantur (**T 8**, cf. **F 12**, **F 13**). nomen ergo eius hoc modo Latine est redditum. nam Aesculapius quoque ille (de quo cf. etiam Firm. math. V 1, 36; VIII 18, 1) scriptor erat libri, cuius titulus ut uidetur erat *Moirogenesis*. Hephaestio autem Thebanus disticha ad Anoubionis elegeia refert, quibus nihil in Firmici scriptis comparatur. e subscriptione in fine **F 5** et e uersione Firmici comparata ordinem fragmentorum **F 1** - **F 6** restitui et

[1] W. Kroll, ed. Anon. Περὶ κράσεως καὶ φύσεως τῶν ἀςτέρων καὶ τῶν ἀποτελουμένων καὶ σημαινομένων ἐκ τῆς συμπαρουσίας καὶ τοῦ σχηματισμοῦ αὐτῶν, Catalogus codicum astrologorum Graecorum II, Bruxelles 1900, 159-60, W. Kroll, VI. Astrologisches, Philologus 54, 1898, 123-133 ap. 131.

[2] W. Gundel, H.G. Gundel, Astrologoumena, Wiesbaden 1966, 156 n. 45.

ad libros III - IV attribui. ex quibus fragmentis primum in initio libri III collocandum esse credideris, cum ibi doctrinae fundamenta exponantur.

De uita auctoris perpauca cognita. etenim fere solus de Anubione astrologo scribit auctor libri Homiliarum plerumque fabulosi, qui falso adscribebatur Clementi Romano. cuius uerbis (**T 1**, 5-11, cf. **F 14**) si quis inest fides,[3] haud ita periculosum uidebitur conicere Anubionem quendam astrologum sub Nerone floruisse: quem eundem esse atque poetam quin credas, etiamsi nomen hoc haud ita rarum in Aegypto, nihil obstat, praesertim cum unus tantum Anubio scriptoribus sit notus astrologicis[4]. cum in Aegypto tres urbes nominis Diospolis numerantur[5], Bremmer affirmauit Anubionem Thebiis urbe antiquissima et pro templis cultisque clarissima natum esse[6].

Fragmentum Anubionis (**F** 2) primus edidit Arminius Koechly in appendice editionis Manethonianarum. omnia fragmenta usque nota primus collegit Arthurus Ludwich in tractatibus de editione P.Oxy. III 464. ea papyris inde publice factis uersionibus Latinis testimoniis addiditis hic congessi. in uersibus e Manethone relatis disticha solo continua Anubionis esse duxi, litteris typograficis auctis distinxi.

Codicem Laurentianum contuli, alia, quae de libris manuscriptis medii aeui in apparatu dicta sunt, ex editionibus hausi. papyros, quae in bibliotheca Oxoniensi et Fiorentina conseruantur, ipse inspexi, in ceteris nisus sum imaginibus phototypicis. in papyris transcribendis leges Batauas secutus sum, margines, si exstant, indicaui.

Gratias ago P.J. Parsons, R.A. Coles pro consiliis de rebus papyrologicis, A. Jones pro consiliis de rationibus, quae inter astra

---

[3] M.J. Edwards, The Clementina: A Christian Response to the Pagan Novel, CQ 42, 1992, 459-74 ap. 459, ea uerba ficta neque ad historiam comprobandam apta esse contendit.

[4] Aliter D. Pingree, The Yavanajātaka of Sphujidhvaja, Cambridge, Mass. 1978, II 422.

[5] C. Schmidt, Studien zu den Pseudo-Clementinen, Leipzig 1929, 229 n.1.

[6] J.N. Bremmer, Foolish Egyptians: Apion and Anoubion in the Pseudo Clementines, The Wisdom of Egypt, edd. A. Hilhorst, G.H. van Kooten, Leiden 2005, 314.

intercedunt, R. MacFarlane, G. Ware pro phototypis sub lumine polymetro factis, W.B. Henry, H. Essler, qui me in editione conscribenda adiuuabant.

Dabam Oxonii Kal. Nou. MMVI D.O.

CONSPECTVS LIBRORVM

Editiones

J.G. Hermann, ed. Draconis Stratonicensis Liber de metris poeticis. Ioannis Tzetzae Exegesis in Homeri Iliadem, Lipsiae 1812.

L. Bachmann, ed. Scholia in Homeri Iliadem quae in codice Bibl. Paull. Acad. Lips. leguntur, Lipsiae 1835.

A. Koechly, ed. Poetae didactici Graeci II, Paris 1851, 86-94.

Id., ed. Manethonis Apotelesmaticorum qui feruntur libri VI. Accedunt Dorothei et Annubionis fragmenta astrologica, Corpus poetarum epicorum Graecorum VII. Manethoniana, Lipsiae 1858, 117.

W. Kroll, ed. Anon. Περὶ κράcεωc καὶ φύcεωc τῶν ἀcτέρων καὶ τῶν ἀποτελουμένων καὶ cημαινομένων ἐκ τῆc cυμπαρουcίαc καὶ τοῦ cχηματιcμοῦ αὐτῶν, Catalogus codicum astrologorum Graecorum II, Bruxelles 1900, 159-180.

A. Olivieri, ed. Anon. Περὶ ἐμβάcεων, Catalogus codicum astrologorum Graecorum II, Bruxelles 1900, 202-3.

Id., ed. Anon. Περὶ τῶν πρὸc ἀλλήλουc cχηματιcμῶν τῶν ἀcτέρων, ἐκ τῶν 'Ανουβίωνοc, Catalogus codicum astrologorum Graecorum II, Bruxelles 1900, 204-12.

Id., ed. Rhetorius, Περὶ πράξεωc καὶ ἐπιτηδεύματοc, Catalogus codicum astrologorum Graecorum II, Bruxelles 1900, 190-1; reed. cod. Par. addito F. Cumont, Rhetorius, Περὶ πράξεωc καὶ ἐπιτηδεύματοc, Catalogus codicum astrologorum Graecorum VIII/4, Bruxelles 1922, 207-10.

B.P. Grenfel, A.S. Hunt, edd. 464. Astrological Epigrams, Eid., edd. The Oxyrhynchus Papyri III, London 1903, 123-5.

F. Boll, ed. 157. Carminis Astrologici Manethoniani Fragmenta nova, G. Vitelli, ed. Papiri Greci e Latini, Pubblicazioni della Società Italiana per la ricerca dei Papiri greci e latini in Egitto III, Firenze 1914, 1-4, tab. I.

C.H. Roberts, ed. 488. Fragment of an Anthology, Id., ed. Catalogue of the Greek and Latin Papyri in the John Rylands Library Manchester III. Theological and Literary Texts, Manchester 1938, 102-3.

W. Schubart, ed. 15. Astrologisches Gedicht et 16. Astrologisches Gedicht, Griechische Literarische Papyri, Berichte über die Verhandlungen der Sächsischen Akademie der Wissenschaften zu Leipzig. Phil.-hist. Klasse XCVII/5, Berlin 1950, 32-37

D. Hagedorn, Der Hiobkommentar des Arianers Julian, PTS 14, Berlin, New York 1973.

D. Pingree, ed. Hephaestionis Thebani Apotelesmaticorum libri tres I; Apotelesmaticorum epitomae quattuor II, Leipzig 1973-4.

Id., ed. Dorothei Sidonii Carmen astrologicum: interpretationem Arabicam in linguam Anglicam versam una cum Dorothei Fragmentis et Graecis et Latinis, Leipzig 1976.

Id., ed. Vettii Valentis Anthologiarum libri nouem, Leipzig 1986.

B. Rehm, G. Strecker, edd. Die Pseudoklementinen I. Homilien, Berlin [3]1992.

Eid., edd. Die Pseudoklementinen II. Rekognitionen in Rufins Übersetzung, Berlin [2]1994.

P. Monat, ed. Firmicus Maternus, Mathésis, 3 uoll., Paris 1992-7.

D. Obbink, ed. 4503-4507. Anoubion, Elegiacs, N. Gonis et all., edd. The Oxyrhynchus Papyri LXVI, London 1999, 57-109, tabb. XI-XIV.

Dissertationes:

E. Riess, Annubion, RE I, 1894, 2321-2.

H. Usener, Aus Julian von Halikarnass, RhMus N.F. 55, 1900, 321-40 (=Kleine Schriften IV, 316-330), imprimis 335-7.

F. Cumont, Annubion (richtig vielmehr Anubion), RE Suppl. I, 1903, 87.

A.E. Housman, Oxyrhynchus Papyri, Vol. III. No. 464, CR 17, 1903, 385-6.

W. Kroll, Ein astrologischer Dichterling, Philologus 63 = N.S. 17, 1904, 135-8.

W. Kroll, VI. Astrologisches, Philologus 54, 1898, 123-133.

A. Ludwich, Das elegische Lehrgedicht des Astrologen Anubion und die Manethoniana, Philologus 63 = N.S. 17, 1904, 116-34.

Id., Nachlese zu den Fragmenten des Astrologen Anubion, Philologus 64 = N.S. 18, 1905, 280-3.

V. Stegemann, Die Fragmente des Dorotheos von Sidon, 2 uoll., Heidelberg 1938-1943.

S. Weinstock, A New Anubio Fragment, Cd'E 27 (1952) 210-17.

R. Merkelbach, Rec. P.Schubart 15 et Weinstock cit., APF 16, 1956, 86-7.

O. Neugebauer and H. B. van Hoesen, Astrological Papyri and Ostraca: Biblographical Notes, Proceedings of the American Philosophical Society 108, 1964, 58 et 61, nn. 105s., 122

W. Gundel, H.G. Gundel, Astrologoumena, Wiesbaden 1966, 155-7, 380.

D. Pingree, The Yavanajātaka of Sphujidhvaja, Harvard Oriental Series 48, Cambridge, Mass. 1978, II 422.

S. Feraboli, Un utile confronto tra Anubio e Firmico, Paideia 46, 1991, 211-5.

M.J. Edwards, The Clementina: A Christian Response to the Pagan Novel, CQ 42, 1992, 459-474.

P. Degani, n. 27 PSI III 157, Scrivere libri e documenti nel mondo antico, ed. G. Cavallo et all., Firenze 1998, Papyrologica Fiorentina 30, 108-9, tab. XXIII.

J.N. Bremmer, Foolish Egyptians: Apion and Anoubion in the Pseudo Clementines, in: The Wisdom of Egypt, edd. A. Hilhorst, G. H. van Kooten, Leiden 2005, 311-329.

CONSPECTVS VOLVMINVM ET CODICVM

P.Oxy. LXVI 4506 saec. II
P.Rylands III 488 saec. II
PSI III 157 saec. II
P.Oxy. LXVI 4503 saec. II ex.-III in.
P.Oxy. LXVI 4505 saec. II ex.-III in.
P.Schubart 15 saec. III
P.Schubart 16 saec. III
P.Oxy. III 464 saec. III ex.
P.Oxy. LXVI 4504 saec. III/IV
P.Oxy. LXVI 4507 saec. IV/V

Codex Anon. Περὶ κράϲεωϲ καὶ φύϲεωϲ τῶν ἀϲτέρων καὶ τῶν ἀποτελουμένων καὶ ϲημαινομένων ἐκ τῆϲ ϲυμπαρουϲίαϲ καὶ τοῦ ϲχηματιϲμοῦ αὐτῶν
M = Marc. gr. 334 saec. XIV

Codices Anon. Περὶ ἐμβάϲεων et Anon. Περὶ τῶν πρὸϲ ἀλλήλουϲ ϲχηματιϲμῶν τῶν ἀϲτέρων
A = Marc. gr. 334 saec. XIV
B = Marc. gr. 335 saec. XV

Codices Ps. Clementis Romani
P = Par. gr. 930 saec. XI/XII
O = Vatic. Ottobonianus gr. 443 saec. XIV

Codices Firmici Materni
M = Montepessulanus H 180 saec. XI
P = Parisinus 7311 saec. XI
R = Vaticanus reginae 1244 saec. XI
N = Neapolitanus V A 17 saec. XV
A = Norimbergensis cent. V 60 anni 1468
D = Vaticanus Palatinus lat. 1418 saec. XV

Codices Hephaestionis Thebani
A = Par.gr. 2841 saec. XIII
N = Mart. B.N. saec. XV
P = Par.gr. 2417 saec. XIII

Codex Iuliani Ariani in Job
P = Par. gr. 454 anni 1448

Codex Manethonis
M = Laur. gr. 28.27 saec. XI

Codices Rhetorii
P = Par.gr. 2425 saec. XV
A = Par.gr. 2506 saec. XIV ineuntis
B = Marc.gr. 335 saec. XV

Codex Ioannae Tzetzae
L = Lipsiensis gr. 32 saec. XIV/XV

TESTIMONIA

TESTIMONIA

T 1 Ps.-Clem. Rom. *Hom.* IV 6 (*Patr. Gr.* 2.161B, p. 85-6 Rehm)

(1) Κἀγὼ ἔφην ὁ κύριος ἡμῶν Πέτρος, εἰ ἠγνόει ὅτι αὐτὸς μόνος κατισχύει τῆς ἐκείνου δυναστείας, οὐκ ἂν ἡμᾶς προπέμπων ἐνετέλλετο, λανθανόντως τὰ κατὰ Σίμωνα διαμανθάνοντας αὐτῷ γράφειν. ὁμῶς ἐπεὶ ἑσπέρα κατελήφει, ἀλῶν μεταλαβόντες ὑπνώσαμεν. (2) ἕωθεν δέ τις τῇ Βερνίκῃ συνήθης ἐλθὼν ἔφη τὸν Σίμωνα εἰς τὴν Σιδῶνα ἐκπεπλευκέναι, τῶν δὲ αὐτοῦ μαθητῶν καταλελοιπέναι Ἀππίωνα τὸν Πλειστονίκην, ἄνδρα Ἀλεξανδρέα, γραμματικὸν τὴν ἐπιστήμην, ὃν πρός μοι φίλον ὄντα ἐπέγνων, καί Ἀνουβίωνα τὸν Διοσπολίτην τινὰ ἀστρολόγον καὶ Ἀπολλόδωρον τὸν Ἀθηναῖον τῷ Ἐπικούρου ἀρεσκόμενον λόγῳ. (3) ἡμεῖς δὲ τὰ κατὰ τὸν Σίμωνα μαθόντες, ἕωθεν πάντα γράψαντες καὶ Πέτρῳ διαπέμψαντες, εἰς περίπατον ἀπετραπόμεθα.

T 2 Rufinus, Rec. X 52, 2-3 (p. 359 Rehm, cf. **T 9**, **F 14**)

Cumque domi iam inter nos essemus ac praepararemus ad edendum, ingressus quidam nuntiat Appionem Plistonicensem cum Anubione nuber uenisse ab Antiochia et hospitari cum Simone. tum pater audiens ualde gauisus est et ait Petro: si permittis, uolo ire et salutare Appionem et Anubionem, quia ualde amici mihi sunt; fortassis Anubionem etiam suadere potero disputare cum Clemente de genesi.

Ibidem, 63, 1 (pp. 364s. Rehm):

Tum ego: competenter, aio, deus negotia nostra componit; habemus enim nobiscum et Anubionem astrologum, cum quo si Antiochiam uenerimus, de genesi adtentius disputabimus.

T 1 Dc aliis locis uide ed. Rehm uol. III.2, Indicem nominum I s.u. Ἀνουβίων, Anubio 7 Πλειστονίκον O 8 ὄντα O: ὂν P Ἀνουβίωνα correxi: Ἀνν- OP def. Bremmer, 314 9 Ἀπολλόδωρον i.e. κηποτύραννον susp. Essler: Ἀθηνόδ- PO Ἐπικούρου uel Ἐπικουρείῳ Cotelier: ἐπικούρω PO

T 3 Firm. Mat., *Mat.* III prooem. 4 - 1, 2 (uol. 2 pp. 15-17 Monat)

(pr. 4) Quare illi diuini uiri atque omni admiratione digni Petosiris, Nechepso, quorum prudentia ad ipsa secreta diuinitatis accessit, etiam mundi genituram diuino nobis scientiae magisterio tradiderunt, ut ostenderent atque monstrarent hominem ad naturam mundi similitudinemque formatum isdem principiis, quibus ipse mundus regitur et continetur, perenniter perpetuitatis sustentari comitibus. (1.1) mundi itaque genituram hanc esse uoluerunt, secuti Aesculapium et Hanubium, quibus potentissimum Mercurii numen istius scientiae secreta commisit. Constituerunt Solem in Leonis parte XV., Lunam in Cancri parte XV., Saturnum in Capricorni parte XV., Iouem in Sagittarii parte XV., Martem in Scorpionis parte XV., Venerem in Librae parte XV., Mercurium in Virginis parte XV., horam in Cancri parte XV. (1.2) secundum hanc itaque genituram et secundum has conditiones stellarum et secundum testimonia quae huic geniturae perhibent, et secundum istas rationes etiam hominum uolunt fata disponi, sicut in illo libro continetur Aesculapii, qui *Moirogenesis* appellatur, prorsus ut nihil ab ista mundi genitura in singulis hominum genituris alienum esse uideatur.

T 4 Tzetzes, *In Homerum* p. 33, 15-18 (Hermann); 765.10-12 Bachmann (= Dorotheus Test. IIIc Stegemann, Appendix III F 1 Pingree)

Ἔτι δὲ Δωρόθεός τε καὶ Ἀνουβίων καὶ Κολόκυνθος καὶ πᾶς μαθηματικὸς ἁπλῶς εἰπεῖν καὶ φυσικὸς καὶ πᾶς ἀρχαῖος ποιητὴς τὸν περὶ θεῶν λόγον οὕτως ἐκλαμβάνεται.

T 5 Eiusdem 53.26-54.8 Herm., 778.8-14 Bachmann (= Dorotheus Test. IIId Stegemann, Appendix III F 2 Pingree)

Οὐ μόνον δὲ οὗτοι (sc. Homerus, Tryphiodorus, Aeschylus etc.), ἀλλὰ καὶ πάντες οἱ ποιηταί, ἔτι δὲ καὶ οἱ μαθηματικοὶ Ἄμμων καὶ Τιμαῖος, Πτολεμαῖος, Παῦλος, Ἑκτόριος, Ἀνουβίων, Κολόκυνθος, Πρωταγόρας

T 3 7 Hanubium sc. Ἀνουβίωνα, sicut ex Ἀνούβιος 15 *Moirogenesis* Monat secutus Saumaise: myriogenesis MPR N

T 4 1 Ἀνουβίων correxi: Ἀνν- L

T 5 3 Ἑκτόριος correxit Koechly: Ῥητόριος L Ἀνουβίων correxi: Ἀνν- L Νικήρατος correxit Pingree: Νικαεύς L ἀποφαίνεcθαι, καίπερ νὴ τὴν Ἀδράcτειαν δίκην τὴν τοῦ θεοῦ, ἀπὸ cτήθουc ταῦτα λαλῶν καὶ οὐκ ἀπὸ βιβλίων ὁρῶν.

T 6 Hephaestion Thebanus, *Apotelesmatica* 2.2 (uol. 1 p. 90.20 Pingree)

Ὁ δὲ Ἀνουβίων ἐν τοῖc ἐλεγείοιc τάδε φηcίν (sequitur **F 2**).

T 7 Rhetorios, Περὶ πράξεωc καὶ ἐπιτηδεύματοc, CCAG II 190.32-191.1

Φηcὶ δὲ καὶ Ἀνουβίων ὅτι δεῖ ζητεῖν τὴν Cελήνην ἀπὸ cυνόδου ἢ πανcελήνου πρὸc τία φέρεται καὶ πρὸc ἐκεῖνον τὴν πρᾶξιν λέγειν· οἷον εἰ μὲν πρὸc τὴν Ἀφροδίτην, ἀπὸ γυναικῶν τὰc πράξειc ἔχειν, εἰ δὲ πρὸc Δία, εὔπορον καὶ εὐcχήμονα, εἰ δὲ Ἄρην, cτρατιωτικόν, εἰ δὲ Ἑρμέα, γραμματικόν, εἰ δὲ Κρόνον, φροντιcτήν, ἐπιτροπον, οἰκονόμον.

T 8 Anon. Περὶ τῶν πρὸc ἀλλήλουc cχηματιcμῶν τῶν ἀcτέρων, ἐκ τῶν Ἀνουβίωνοc, (Dorotheus II 14-33, pp. 345-61 Pingree, partim CCAG II 204-12).

Περὶ τῶν πρὸc ἀλλήλουc cχηματιcμῶν τῶν ἀcτέρων, ἐκ τῶν Ἀνουβίωνοc

Ὁ Κρόνοc Δία τριγωνίζων πολυκτημοcύνην ποιεῖ καὶ πολυχρύcουc καὶ πολυαργύρουc καὶ ἱερῶν προεcτῶταc καὶ φόρων πράκτοραc, ἐπιτρόπουc, ἀλλοτρίων κληρονομοῦνταc, πιcτούc, ὑπὸ μεγάλων ἀνδρῶν τιμωμένουc· καλὸν δὲ τοῦτο τὸ cχῆμα καὶ πρὸc πατέραc. εἰ δὲ τριγωνίζονταc ἀλλήλουc ἴδοι ὁ Ἑρμῆc, μυcτικοὺc cημαίνει καὶ γνωcτικοὺc ἢ βαcιλεῦcιν ὑπηρετουμένουc ἢ πόλεcιν ἢ λειτουργοὺc καὶ θύταc, ἀνατρέφουcι δὲ καὶ ἀλλότρια τέκνα οἱ τοιοῦτοι ὅταν ἐπὶ καλῶν τόπων ἱcτάμενοι τύχωcιν· τῶν μέντοι ἰδίων τέκνων οὐκ ἀπολαύουcιν· ἢ γὰρ ἀεὶ τελευτῶcιν οἱ γεννώμενοι ἐν τούτῳ τῷ cχήματι ἢ ἐν ἀλλοτρίοιc τραφέντεc ὕcτερον ἐπανίαcι πρὸc τοὺc γονεῖc. εἰ δὲ τοῦ Κρόνου καὶ τοῦ Διὸc κατὰ τρίγωνον ὄντων καὶ ὑπὸ τοῦ Ἑρμοῦ μαρτυρουμένων ὁ Ἄρηc ἴδοι αὐτούc, ἐλαττωθήcεται τὰ εἰρημένα πάντα· ἕξουcι γὰρ φθόνουc καὶ μέμψειc ἐν ταῖc πράξεcι καὶ διαβολὰc καὶ ἐναντιώματα πολλά.

Ὁ Κρόνοc τριγωνίζων Ἄρην, εἰ καὶ Ζεὺc μὴ ὁρᾷ μήτε ὁ Ἑρμῆc, εὔποροι γίνονται καὶ ἐνεργεῖc καὶ δυνατοὶ ἐν ταῖc πράξεcι καὶ ἐν ταῖc πόλεcι δὲ ὁμοίωc, πλὴν οἱ πρὸ αὐτῶν ἀδελφοὶ προτελευτῶcιν. ὁ Κρόνοc Ἥλιον τριγωνίζων ἐπὶ ἡμερινῆc γενέcεωc προκοπὰc ποιεῖ καὶ δόξαc καὶ γνωcτούc, ἐπιcήμουc ἄνδραc, οὐ τοὺc γεννηθένταc μόνουc ἀλλὰ καὶ τοὺc πατέραc, διότι ὁ Ἥλιοc καὶ ὁ Κρόνοc τὸ πατρικὸν ἐπέχουcι πρόcωπον. ἐπὶ δὲ ἡμερινῆc εἰ ἐπὶ ἀρρενικοῖc εἶεν ζῳδίοιc καὶ ἐν τῷ ὑπὲρ γῆν ἡμιcφαιρίῳ, πολὺ κρεῖττον τὸ διάθεμα, ἐπὶ δὲ νυκτερινῆc γενέcεωc τοὺc μὲν γεννηθένταc ἀφ' ἑαυτῶν πορίζονταc ποιεῖ, τὰ δὲ τῶν γονέων οὐ cυντηροῦcιν.

Ὁ Κρόνοc Ἀφροδίτην τριγωνίζων εὐcταθῆ τὸν βίον καὶ cεμνότητα, οἱ τοιοῦτοι δὲ ἀπὸ τῶν καταδεεcτέρων φθονοῦνται· βραδύγαμοι μέντοι γίνονται.

Ὁ Κρόνοc Ἑρμῆν τριγωνίζων cυνετοὺc καὶ ἐμπείρουc καὶ τὴν γνώμην βεβαίουc, αἱ δὲ τούτων πράξειc ἀπὸ λόγων καὶ ψήφων ἢ ἐμπορίαc ὅθεν αὐτοῖc ὁ βίοc αὐτάρκηc.

Ὁ Κρόνοc Cελήνην τριγωνίζων cυcτάcειc ποιεῖ μεγάλαc, πρὸc βαcιλεῖc καὶ ἄρχονταc γνωρίζων καὶ ἐνδόξουc ποιῶν, καὶ μᾶλλον αὐξιφωτούcηc τῆc Cελήνηc· λειπούcηc γὰρ αὐτῆc πολλὴν μείωcιν ἕξει τὰ εἰρημένα.

Ὁ Ζεὺc Ἄρην τριγωνίζων ἀρχικούc, δράcταc, παρ' ἡγεμόcι τιμωμένουc ποιεῖ. ὁ Ζεὺc Ἥλιον τριγωνίζων πλουcίουc, ἐνδόξουc, ἀρχικοὺc ποιεῖ, καὶ τέκνων ἐcτὶ δοτὴρ καὶ εὐγαμίαc αἴτιοc, καὶ βίον ἐπίcημον παρέχει. ὁ Ζεὺc Ἀφροδίτην τριγωνίζων χαρίεντα καὶ ποθεινὸν ποιεῖ, παρὰ φίλων προκόπτοντα ἢ γυναικῶν.

Ὁ Ζεὺc Ἑρμῆν τριγωνίζων φρονίμουc, ἐπινοητικούc, ἐμπράκτουc, παρὰ πολλῶν εὐδοκιμοῦνταc, τούτων δὲ ἡ πρᾶξιc ἀπὸ γραμμάτων ἢ δημοcίων χρειῶν ἢ βαcιλικῶν ὑπηρεcιῶν, τινὰc δὲ καὶ ἀcτρονόμουc ἐπιcήμουc cημαίνει.

Ὁ Ζεὺc Cελήνην ἰδὼν ἐνδόξουc καὶ ἐμφανεῖc, ἡγεμόναc ἢ δικαcτάc, τοὺc μὲν δήμου, τοὺc δὲ cτρατιωτῶν, ποιεῖ, καὶ μᾶλλον αὐξιφωτούcηc τῆc Cελήνηc, εἰ δέ ἐcτιν ἡ Cελήνη ἀφαιρετικὴ οὐκ αὐτοὺc αὐθένταc ποιεῖ ἀλλὰ τοιούτοιc προcώποιc ὑπηρετουμένουc.

Ὁ Ἄρηc Ἥλιον τριγωνίζων ἀρχικοὺc ποιεῖ, εἰ δὲ καὶ ἔcτιν ἡ γένεcιc ἡμερινὴ καὶ τὸν μὲν δεξιὸν τόπον ὁ Ἥλιοc κατέχει, τὸν δὲ λαιὸν ὁ Ἄρηc, ἔτι βέλτιον τὸ cχῆμα· ἡγεμόνεc γὰρ οὗτοι καὶ δυνάcται γίνονται.

Ὁ Ἄρηc Δία τριγωνίζων, τοῦ Διὸc ἐπικέντρου ὄντοc καὶ τῆc Cελήνηc καλῶc ἑcτώcηc, cτρατιώταc ἐπιcήμουc ποιεῖ, ζωῆc καὶ θανάτου κυρίους, καὶ μᾶλλον ὅταν ἐπὶ ἀρρενικῶν ὦϲι ζῳδίων· τὰ γὰρ ἀρρενικὰ ἐπὶ ἐξουϲίαϲ καὶ ἡγεμονίαϲ παραλαμβάνονται, τὰ δὲ θηλυκὰ ἐπὶ ὑποταγῆϲ.

Ὁ Ἄρηϲ Ἀφροδίτην τριγωνίζων ἐμπόρουϲ, εὐγάμουϲ, φιλοκόϲμουϲ καὶ μεγαλόφροναϲ ποιεῖ, οἱ τοιοῦτοι δὲ πολλῶν γυναικῶν λέχη θηρῶϲιν ἤτοι μοιχοὶ γίνονται.

Ὁ Ἄρηϲ τριγωνίζων Ἑρμῆν ἐμπράκτουϲ καὶ ϲυνετοὺϲ εἴϲ τε λόγουϲ καὶ ἔργα, ἐπιτευκτικούϲ τε καὶ ὀξεῖϲ, ἐκ ψήφων ἢ γραμμάτων τὸν βίον ϲυλλέγονταϲ.

Ὁ Ἄρηϲ Σελήνην τριγωνίζων ἐπὶ μὲν νυκτερινῆϲ γενέϲεωϲ, λειψιφωτούϲηϲ <τῆϲ> Σελήνηϲ, ἔμπρακτοι καὶ ἐπιτευκτικοὶ γίνονται καὶ πάντων ὧν βουλεύϲονται περιγίνονται, εἰ δὲ καὶ Ζεὺϲ αὐτοὺϲ ἴδῃ, ἔϲονται ἀρχικοί, ἔνδοξοι, μεγάλα δυνάμενοι. ἐπὶ δὲ ἡμερινῆϲ γενέϲεωϲ ὁ Ἄρηϲ τριγωνίζων Σελήνην οὖϲαν ἐν τῷ ὑπεργείῳ βλάπτει καὶ ϲῶμα καὶ βίον, εἰ μάλιϲτα αὐξιφωτεῖ ἡ Σελήνη.

Ὁ Ἥλιοϲ τριγωνίζων Σελήνην, καλὸν τὸ ϲχῆμα, καὶ μάλιϲτα ὑπὸ Διόϲ, Ἀφροδίτηϲ ὁρώμενοι.

Ἡ Ἀφροδίτη Σελήνην τριγωνίζουϲα πραεῖϲ ποιεῖ καὶ ἱλαρούϲ, εὐμόρφουϲ, τοὺϲ μέντοι γάμουϲ ἀβεβαίουϲ δηλοῖ.

Ὁ Ἑρμῆϲ Σελήνην τριγωνίζων δηλοῖ εὐμαθεῖϲ γενέϲθαι καὶ ϲυνετούϲ.

Περὶ τετραγώνων

Ὁ Κρόνοϲ Δία τετραγωνίζων, τοῦ Κρόνου καθυπερτεροῦντοϲ, ἐλαττοῦται ἡ ὕπαρξιϲ, αὐτοὶ δὲ ἐναντία ἑαυτοῖϲ βουλεύονται καὶ ἐν ταῖϲ πράξεϲιν ἐμποδίζονται ἢ ἀνάϲτατοι γίνονται, τόν τε πατέρα βλάπτει τοῦτο τὸ ϲχῆμα καὶ τὰ πατρικὰ πάντα ἀφανίζονται. εἰ δὲ Ζεύϲ ἐϲτι καθυπερτερῶν τὸν Κρόνον, ἥττων ἡ κάκωϲιϲ· τῷ τε γὰρ πατρὶ εὔκλειαν δώϲει καὶ τῷ παιδὶ βίου πoριϲμὸν κατὰ τὸ μέτρον τοῦ ϲχήματοϲ καὶ τῆϲ θέϲεωϲ.

Ὁ Κρόνοϲ Ἄρην τετραγωνίζων, τοῦ Κρόνου καθυπερτεροῦντοϲ, ἀτακτοῦϲιν, τῷ δὲ ϲώματι ἔϲονται φρικώδειϲ καὶ νοϲεροί, ἐνίοτε καὶ ῥίγει καὶ πυρετῷ δαμάζονται, τὰ πατρικὰ δὲ κτήματα ὄλλυνται, οἱ δὲ τοιοῦτοι καὶ θανάτουϲ ὁρῶϲι τῶν ἀδελφῶν. εἰ δὲ ὁ Ἄρηϲ καθυπερτερεῖ τὸν Κρόνον, πάντωϲ οἱ πατέρεϲ πρὸ τῆϲ μητρὸϲ τελευτῶϲιν, αὐτῷ δ' ἔϲονται τῷ βίῳ μερικῶϲ ἐνεργεῖϲ καὶ ἔμπρακτοι, πλήν, ὡϲ εἴρηται, τῶν πατρικῶν κτημάτων τὸ ϲχῆμα ὀλέθριον· οἱ τοιοῦτοι καὶ ἀπὸ τῶν οἰκείων φθονοῦνται.

Ὁ Κρόνος Ἥλιον τετραγωνίζων, τοῦ Κρόνου καθυπερτεροῦντος, ἔκπτωσις ἔσται τοῖς πατράσιν ἢ σπασμός, πρὸ δὲ τῶν μητέρων οἱ πατέρες τελευτῶσιν, σφάλλονται δὲ καὶ οἱ παῖδες ἐν πολλαῖς περιπίπτοντες ταῖς βλάβαις καὶ σωματικαῖς ὀχλήσεσιν, τὸ δὲ πλεῖον ῥιγοπυρέτοις, εἰσὶ δὲ καὶ περὶ τὰς πράξεις ψυκτικοί. τοῦ δὲ Ἡλίου καθυπερτεροῦντος τὸν Κρόνον, σκορπίζονται τὰ πατρῷα, τοὺς δὲ ἐχθροὺς τοῖς οἰκείοις ποιεῖ καὶ τὰς πράξεις ἐλαττοῖ καὶ ἐπαλλήλοις νόσοις περικυλίει ἀσήμους τε τῷ βίῳ καὶ ἐν ταῖς οἰκείαις πόλεσιν ἀγνοουμένους.

Ὁ Κρόνος τετραγωνίζων Ἀφροδίτην, τοῦ Κρόνου καθυπερτεροῦντος, ἐκπτώσεις γίνονται καὶ ἐκ θηλυκῶν προσώπων κακὰ πολλὰ καὶ πένθη· οὗτοι τὰ πολλὰ ἀτυχοῦσιν ἐν οἷς ἐπιβάλλονται καὶ ἐν γυναιξὶν οὐκ ἔχουσι χάριτας. εἰ δὲ ἡ Ἀφροδίτη καθυπερτερεῖ τὸν Κρόνον, ἐνδόξους δίδωσι γάμους καὶ γυναῖκας ἀρχικάς, εὐνοϊκὰς καὶ φιλοστόργους, αἳ καὶ πάνυ ὑπὸ ἀνδρῶν φιληθήσονται.

Ὁ Κρόνος τετραγωνίζων Ἑρμῆν, τοῦ Κρόνου καθυπερτεροῦντος, ψύξεις περὶ τὰς πράξεις καὶ ἐναντιότητες πολλαὶ ἔσονται καὶ ἐναντιογνωμίαι, ἔσονται δὲ οἱ τοιοῦτοι ἐν τοῖς ἔργοις ὑπ' ἄλλων κυριευόμενοι, οἱ δὲ βάσκανοι γίνονται, ἄλλοι τραυλοὶ ἢ κωφοί. εἰ δὲ ὁ Ἑρμῆς καθυπερτερεῖ τὸν Κρόνον, ἥττονα τὰ προειρημένα ποιεῖ.

Ὁ Κρόνος Σελήνην τετραγωνίζων, τοῦ Κρόνου καθυπερτεροῦντος, κακοθάνατος ἡ μήτηρ, καὶ ὁ παῖς ἐν νόσοις πολλαῖς καὶ κινδύνοις ἔσσεται καὶ συνεχέσι ῥευματισμοῖς, ἐπὶ δὲ ζῳδίων θηλυκῶν ἔτι χεῖρον· εἰ γὰρ ᾖ τούτῳ πεπρωμένος ὁ γάμος, δύσγονόν τε γυναῖκα λήψεται, καὶ οὔτε φίλοι οὔτε τέκνα τούτῳ ἔσονται, τούτων δὲ καὶ ὁ βίος ἐλαττοῦται. εἰ δὲ ἡ Σελήνη τὸν Κρόνον καθυπερτερεῖ, πρός τε τῷ ἀπράκτους ποιεῖν καὶ ἐχθροὺς ταῖς μητράσι δείκνυσι καὶ τὰ μητρικὰ φθείρει καὶ ῥεύματα κινεῖ.

Ὁ Ζεὺς τετραγωνίζων Ἄρην, τοῦ Διὸς καθυπερτεροῦντος, δόξα καὶ τιμὴ ἕπεται τούτοις καὶ σύστασις· οἱ μὲν ἐν στρατιαῖς διαπρέπουσιν, οἱ δὲ ἐν βασιλικαῖς αὐλαῖς ἀναστρέφονται ἢ ἐν δημοσίαις πράξεσι, πλὴν τὰ μητρικὰ ἢ πατρικὰ οὐ φυλάττονται, καὶ ἐπὶ τέκνοις λῦπαι ἔσονται ἢ σπανότεκνοι γίνονται. εἰ μέντοι ὁ Ἄρης τὸν Δία καθυπερτερεῖ, ὀξεῖς μὲν καὶ ὁρμητάς, πλὴν σφαλλομένους ἐν τῷ βίῳ ποιεῖ καὶ μάτην κάμνοντας, ἔν τε δημοσίαις ἢ βασιλικαῖς πράξεσι διαβαλλομένους καὶ κατηγορουμένους.

Ὁ Ζεὺς Ἥλιον τετραγωνίζων καὶ τῷ πατρὶ καὶ τῷ τεχθέντι καλός· προκοπὰς γὰρ ἐπάγει καὶ ἐν μεγάλοις ἀνδράσι συστάσεις, καὶ ἄλλων ἡγεμονεύοντας ποιεῖ. τοῦ δὲ Ἡλίου τὸν Δία καθυπερτεροῦντος, λαμπρὸς μὲν ὁ πατήρ, τὰ δὲ ὑπάρχοντα τούτων μειοῦται ἐν περιστάσεσι κοιναῖς, πολλάκις δὲ καὶ ἐξ ἀναστάσεως ἐχθρῶν τοῦτο γίνεται.

Ὁ Ζεὺς τετραγωνίζων Ἀφροδίτην, τοῦ Διὸς καθυπερτεροῦντος, πολλοὺς οἱ τοιοῦτοι φίλους ἕξουσιν, καὶ μάλιστα ἀπὸ θηλυκῶν προσώπων κερδανοῦσι καὶ ἀστεῖον βίον ἕξουσι καὶ θεοσεβεῖς ἔσονται. εἰ δὲ ἡ Ἀφροδίτη τὸν Δία καθυπερτερεῖ, ἐρωτικοὶ ἔσονται καὶ φιλόκοσμοι καὶ πρὸς τούτων τερπόμενοι· πολλὰ μέντοι οἱ τοιοῦτοι ἐναντία πείσονται καὶ ἀποτυχίας ἐν τοῖς ἔργοις.

Ὁ Ζεὺς Ἑρμῆν τετραγωνίζων, τοῦ Διὸς καθυπερτεροῦντος, γραμματικοὶ ἢ γεωμέτραι γίνονται, ἐνίοις δὲ ὁ βίος ἔσται ἀπὸ κοινῆς προστασίας καὶ αἱ πράξεις ἀστεῖαι. εἰ δὲ ὁ Ἑρμῆς τὸν Δία καθυπερτερεῖ, τῷ μὲν βίῳ οὐκ ἄποροι ἔσονται, πλὴν ἄκρατοι ἐν ταῖς πράξεσι καὶ ἐναντία ἑαυτοῖς ποιοῦντες, καὶ τὰ μὲν ἀγαθὰ ὡς κακὰ ἀποφεύγουσιν, τὰ δὲ κακὰ αἱροῦνται ὡς ἀγαθά, πολλάκις δὲ οἱ τοιοῦτοι καὶ αὐτόματόν τι ἀγαθὸν ἐπελθὸν ἀποφεύγουσιν, καὶ οὓς εὐεργετήσουσιν, ὑπὸ τῶν τοιούτων ἀχαριστοῦνται, καὶ ἀμοιβὰς οὐ λαμβάνουσιν, ἀφ' ἑαυτῶν δὲ πορίζονται τὰ καλά.

Ὁ Ζεὺς Σελήνην τετραγωνίζων, τοῦ Διὸς καθυπερτεροῦντος ἐπὶ ἡμερινῆς γενέσεως ἢ νυκτερινῆς, τῇ τε μητρὶ αἴσιον καὶ αὐτὸν κρείττονα τῶν γονέω̣ν ποιεῖ, καὶ ἐν τιμαῖς καὶ προεδρίαις δοξάζει καὶ εὐφημίαις. τῆς δὲ Σελήνης καθυπερτερούσης τὸν Δία, δοξαστικὸν μὲν τὸ σχῆμα καὶ ἐν ἡγεμόσι συστάσεις ποιοῦν, πλὴν κατά τινας χρόνους βλάπτει ἢ ἣν ἔχει πρᾶξιν ἐνίοτε ἐλαττοῖ.

Ὁ Ἄρης Ἥλιον τετραγωνίζων, τοῦ Ἄρεως καθυπερτεροῦντος, πολύνοσοι, ἀπρόκοποι, εἰ δὲ καὶ προκόψουσιν ἀλλ' ἐναντιώσεσι πολλαῖς περιπεσοῦνται. τοῦ Ἡλίου μέντοι καθυπερτεροῦντος, τῷ τε παιδὶ καὶ τῷ πατρὶ χαλεπόν· σφάλλονται ἐν ταῖς πράξεσι καὶ τὰ κτήματα τούτων διασκεδάννυνται, φρενοβλαβεῖς τε ποιεῖ καὶ μαινομένους, ἔστιν ὅτε καὶ τυφλούς, χεῖρον δὲ ἐπὶ ἡμερινῆς γενέσεως.

Ὁ Ἄρης Ἀφροδίτην τετραγωνίζων, τοῦ Ἄρεως καθυπερτεροῦντος, πονηραὶ κρίσεις καὶ ζημίαι καὶ μάχαι καὶ βλάβαι διὰ γυναῖκας, εἰ δὲ καὶ ἐν τροπικῷ ζῳδίῳ μαλακοὶ ἔσονται, εἰ δὲ καὶ ζῳτικοὺς χρόνους ἔχει ὁ τοιοῦτος τὴν ἑαυτοῦ γυναῖκα παρακοιμήσει ἢ μοιχευομένην εἰδὼϲ ἀνέξεται, καὶ ἡ γυνὴ δὲ ἀϲελγοῦντοϲ τοῦ ἀνδρὸϲ ἀνέξεται. εἰ δὲ Ἀφροδίτη τὸν Ἄρην καθυπερτερεῖ τὰ ἴϲα μὲν ποιεῖ, ὅμωϲ λαθραίωϲ καὶ αἰδημόνωϲ.

Ὁ Ἄρηϲ Ἑρμῆν τετραγωνίζων, τοῦ Ἄρεωϲ καθυπερτεροῦντοϲ, πολλῶν δεινῶν αἴτιοϲ, βλάβαϲ ἐπάγων καὶ ϲυνοχὰϲ καὶ τὰϲ πράξειϲ ἐμποδίζων ἢ διαβολὰϲ διὰ πράξειϲ ποιῶν, χεῖρον δὲ ἐπὶ ἡμερινῆϲ γενέϲεωϲ, εἰ μάλιϲτα ἢ ἀμφότεροί εἰϲιν ὑπὲρ γῆν ἢ ὅμωϲ ὁ Ἄρηϲ, ἐπὶ δὲ νυκτερινῆϲ γενέϲεωϲ ἧττονα τὰ δεινά. εἰ δὲ τὸν Ἄρην ὁ Ἑρμῆϲ ἐπιδεκατεύει, δεινοὺϲ ἐξετέλεϲεν, πανούργουϲ, ἀλλοτρίων ἅρπαγαϲ· οἱ τοιοῦτοι γὰρ ἀπὸ ἄλλου εἰϲ ἄλλον μετέρχονται ὅπωϲ κακόν τι αὐτοῖϲ προϲτριψάμενοι προδώϲουϲιν αὐτοὺϲ καὶ τῶν χρημάτων γυμνώϲουϲιν.

Ὁ Ἄρηϲ Σελήνην τετραγωνίζων, τοῦ Ἄρεωϲ καθυπερτεροῦντοϲ, τὴν μητέρα χήραν ποιεῖ καὶ τὸν πατρικὸν ἐλαττοῖ βίον καὶ αὐτὴν τὴν μητέρα ἀναιρεῖ δι' αἵματοϲ ἢ βιαίου θανάτου, ὁ δὲ τεχθεὶϲ ἐπὶ ἱεροὺϲ καταφεύγει τόπουϲ καὶ ὑπὸ φανταϲμάτων καὶ εἰδώλων ἐνοχλεῖται, καὶ μᾶλλον τὸ κακὸν ἔϲται, ὅταν ὁ Ἄρηϲ ἐν ὁρίοιϲ ᾖ Κρόνου, ἡ δὲ Σελήνη ἐν ὁρίοιϲ Ἑρμοῦ ἢ Ἄρεωϲ· πολλάκιϲ γὰρ ἡ τῶν ὁρίων δύναμιϲ ἢ ἐπιτείνει ἢ ἐλαττοῖ τὰ κακά. εἰ δὲ ἡ Σελήνη τὸν Ἄρην ἐπιδεκατεύει, ἄδοξον καὶ πενιχρὰν τὴν μητέρα, τῷ δὲ παιδὶ καθαίρεϲιν τύχηϲ καὶ πλάναϲ δηλοῖ.

Ὁ Ἥλιοϲ Σελήνην τετραγωνίζων, ἀλλήλουϲ ἐπιδεκατεύοντεϲ, ἐπὶ μὲν κέντρων ἑϲτῶτεϲ καὶ μαρτυρούμενοι ὑπὸ ἀγαθοποιῶν, ἐμπράκτουϲ, ἐνδόξουϲ ἐν ϲυϲτάϲεϲι ποιοῦϲιν, ὑπὸ δὲ κακοποιῶν ὁρώμενοι καὶ ζωῇ καὶ βίῳ λυπηροί. εἰ δὲ καί, τοῦ Ἡλίου καὶ τῆϲ Σελήνηϲ ὄντων ἀμφοτέρων ἐπὶ τῶν κέντρων καὶ ὑπὸ Κρόνου καὶ Ἄρεωϲ ὁρωμένων, ἡ Σελήνη τῷ Διὶ ϲυνάπτει, λαμπροὶ μὲν ἔϲονται, πλὴν βαϲκαινόμενοι ὑπὸ πολλῶν, ἀπόντοϲ δὲ τοῦ Διὸϲ πλείϲτην καὶ μεγάλην κάκωϲιν ἕξει τὸ τοιοῦτον διάθεμα. ὁ Ἑρμῆϲ Ἀφροδίτην <τετραγωνίζων>, ἀλλήλουϲ καθυπερτεροῦντεϲ, ἀϲτείαϲ τέχναϲ παρ-έχουϲιν ἢ ἐπεράϲτουϲ ποιοῦϲιν ἢ διδαϲκάλουϲ ἐπιφανεῖϲ· αἱ μέντοι λαλιαὶ τούτων ἐπίψογοι, καὶ περὶ τὰ ἀφροδίϲια οἱ τοιοῦτοι λάγνοι.

Ἡ Σελήνη Ἀφροδίτην τετραγωνίζουϲα, τῆϲ Σελήνηϲ καθυπερτερούϲηϲ, εὐπόρουϲ μέν, πολυψόγουϲ δέ, οἳ καὶ διὰ θηλυκὰ ἢ καὶ ἀπὸ θηλυκῶν προϲώπων βλάπτονται. εἰ δὲ ἡ Ἀφροδίτη καθυπερτερεῖ τὴν Σελήνην, ἐπάλληλα παρέχει τὰ ἀγαθά, ἐμπράκτουϲ καὶ πολυβίουϲ ποιοῦϲα, οἷϲ καὶ γυναῖκαϲ διδοῖ φιλοϲτόργουϲ καὶ

cώφρονας· αὐτόν τε εὔχαριν καὶ κόcμιον καὶ γλυκυλάλον ποιεῖ, πλὴν ἀcτάτουc ἐν τοῖc γάμοιc ποιεῖ καὶ αὐτοὺc καὶ τὰc τούτων μητέραc· οὐκ ἔcονται γάρ, φηcίν, μονογαμοῦντεc.
Ἡ Cελήνη Ἑρμῆν τετραγωνίζουcα, τῆc Cελήνηc καθυπερτερούcηc, κοῦφοι ἔcονται, ἄcτατοι, εὐμετάβλητοι, ἄπιcτοι, ὑπὸ μηδενὸc ἀκουόμενοι. τοῦ δὲ Ἑρμοῦ τὴν Cελήνην καθυπερτεροῦντοc, cυνετοὶ μὲν καὶ λόγιοι, πλὴν δι' ὄχλον καὶ πλῆθοc λυποῦνται, εἰ δὲ ὁ Ἑρμῆc καθυπερτερῶν τὴν Cελήνην αὐτὸc ὑπὸ κακοποιῶν καθυπερτερεῖται, πλαcτογράφοι ἔcονται, οἳ καὶ ληφθέντεc ἐπί τιcι γραπτοῖc ἐν φυλακαῖc εἵργνυνται καὶ δεcμοῖc.

Περὶ διαμέτρων

Ὁ Κρόνοc Δία διαμετρῶν λυπηρὸc εἰc πρᾶξίν τε καὶ τέκνα. εἰ δὲ ὁ μὲν Κρόνοc ὡροcκοπεῖ, ὁ δὲ Ζεὺc δύνει, ὀψίτυχοι ἔcονται.
Ὁ Κρόνοc Ἄρην διαμετρῶν, περιcτάcεcι βιωτικοῖc περιπίπτουcι καὶ ἐναντιώμαcι χαλεποῖc καὶ φθόνοιc καὶ ἐνδείαιc καὶ cωματικαῖc ὀχλήcεcι καὶ κινδύνοιc ζωῆc τε καὶ τέκνων, οἰκείων τε ἔχθραc καὶ cτάcειc ποιεῖ καὶ πατέραc προαναιρεῖ τῆc μητρὸc καὶ ἀλλεπάλληλα παρέχει τὰ κακά. εἰ δὲ καὶ ἐπὶ ὑγρῶν εἰcι ζῳδίων, ἐξ ὑγρῶν τὰc ὀχλήcειc, ναυαγοῦνταc ποιοῦcιν ἢ ἐκ ποταμῶν καὶ ῥευμάτων ἐπιφορὰc ἐπάγουcιν, πολλάκιc δὲ καὶ ἀπὸ ἐνύδρων ἀδικοῦνται θηρίων ἢ φαρμάκοιc τιcὶ τελευτῶcιν. εἰ δὲ τὸ cχῆμα ἐν τοῖc τετράποcι ζῳδίοιc ἐcτίν, ἐκ cυμπτώcεωc θνήcκουcιν ἢ ἐγγὺc τοῦ θανεῖν ἔρχονται, ὅταν ὁ Ζεὺc ἴδῃ· εἰ γὰρ μὴ ἴδῃ, ἄφυκτα τὰ κακά. ἀλλ' ἐπὶ μὲν τῶν κέντρων διαμετροῦντεc θάνατον ἐπιφέρουcιν ἢ χωριcμοὺc οἰκείων καὶ τῆc πατρίδοc, τοὺc δὲ εἰc ὑποταγὴν ἄγουcι καὶ δουλείαν, κἂν ἐλεύθεροι ὦcιν. ἐπὶ δὲ τῶν ἐπαναφορῶν τὰc ἐλπίδαc ἐκκόπτουcιν, ἔτι δὲ καθαιρέcειc ἐπάγουcιν ἐν μέcοιc τοῖc χρόνοιc. ἂν δ' ἐν τοῖc ἀποκλίμαcιν, ἧττον μὲν βλάπτουcιν, λύπαc δὲ ὅμωc καὶ μόχθουc καὶ ἐκπτώcειc ἐπάγουcιν.

Ὁ Κρόνοc Ἥλιον διαμετρῶν, τοῦ Διὸc μὴ μαρτυροῦντοc, καματηρὸc ἔcται ὁ πατὴρ καὶ φειδωλὸc καὶ cεcινωμένοc, τά τε κτήματα καὶ τὰ πατρικὰ φθείρεται ὅcα τῷ παιδὶ καταλείπεται, ἀλλ' οὔτε εὐθάνατοc ἔcται ὁ πατήρ, ὁ δὲ τεχθεὶc ἐν πολλοῖc ἔcται μόχθοιc, καὶ μᾶλλον ὅταν ἐπὶ θηλυκῶν ζῳδίων τὸ cχῆμα γένηται.

Ὁ Κρόνοc Ἀφροδίτην διαμετρῶν πόρνουc, ἀcχήμοναc, ἀγάμουc ποιεῖ, εἰ δὲ καὶ γήμωcιν, ἐφυβρίcτουc ἢ ξέναc λήψονται ἢ δούλαc ἢ cεcινωμέναc, καὶ αὐτοὶ δὲ ἐκτὸc τῶν ἀφροδιcιακῶν χαρίτων εἰcίν.

Ὁ Κρόνοϲ τὸν Ἑρμῆν διαμετρῶν δυϲγλώττουϲ ἢ τραυλοὺϲ ϲημαίνει, καὶ μάλιϲτα τοῦ Ἑρμοῦ ἐν ἀφώνῳ ζῳδίῳ ὄντοϲ ἢ ὑπαύγου. εἰ δὲ ϲὺν τῷ Ἑρμῇ καὶ τὴν Ϲελήνην διαμετρεῖ ὁ Κρόνοϲ, χεῖρον βλαβήϲεται ἡ λαλιά, εἰ μὴ ὁ Ἄρηϲ ἰδών ποθεν λύϲει τὴν κάκωϲιν· πλὴν τῆϲ μὲν ἀφωνίαϲ ὁ Ἄρηϲ ἀπαλλάττει, πολυμόχθουϲ δὲ ποιεῖ, ὅμωϲ ϲυνετοὺϲ λίαν καὶ ἐμπείρουϲ, ὄνηϲιϲ δέ τιϲ αὐτοῖϲ ἀπὸ τῆϲ ϲυνέϲεωϲ καὶ ἐμπειρίαϲ οὐκ ἔϲται οὔτε κτῆϲιϲ οὔτ' ὠφέλεια, ἀεὶ δ' ἐμμέριμνοι καὶ κατάϲτυγνοι διάγουϲιν, τύφου γέμοντεϲ, καὶ τῶν προγενεϲτέρων ἀδελφῶν ὄψονται θανάτουϲ ἢ προγενέϲτεροι τῶν ἄλλων ἔϲονται· τούτων καὶ ὁ πατὴρ προτελευτᾷ τῆϲ τεκούϲηϲ.

Ὁ Κρόνοϲ Ϲελήνην διαμετρῶν τὴν μητρικὴν κτῆϲιν ἀπόλλυϲι καὶ αὐτῇ τῇ μητρὶ θλίψειϲ καὶ κρυπτῶν τόπων πόνουϲ ἐπάγει ἢ λυπηρὰ ϲημαίνει καὶ δύϲτροπα. εἰ δὲ μὴ ὁ Ζεὺϲ ἢ Ἀφροδίτη ὁρᾷ, ἔϲται χαλεπῶϲ ἔχουϲα τῷ ϲώματι καὶ ζημίαϲ ὑπομένουϲα. ἐν δὲ τοῖϲ τετράποϲιν ἀπὸ τῶν ὁμοίων ἡ βλάβη, εἰ δὲ ἐν θηριώδεϲιν, ἐκ θηρίων, εἰ δὲ ἐν ἀνθρωποειδέϲιν, ἐξ ἀνθρώπων, εἰ δὲ ἐν καθύγρῳ, ἐξ ὑδάτων ἢ κακοχυμίαϲ τοῦ ϲώματοϲ. καὶ τῷ γεννηθέντι δὲ ὁμοίωϲ, εἰ μὴ ἴδοι Ζεύϲ, Ἀφροδίτη, ϲίνοϲ ἔϲται· τινῶν μὲν τὴν ὄψιν ἐτύφλωϲεν, ἄλλουϲ τῆϲ πατρίδοϲ ἐξήλαϲεν, ἑτέρουϲ ἐν διαφόροιϲ τόποιϲ τοῦ ϲώματοϲ ἔβλαψεν.

Ὁ Ζεὺϲ Ἄρην διαμετρῶν ἀνώμαλον ποιεῖ τὸν βίον πάνυ τοῖϲ τοιούτοιϲ, καὶ οἱ φίλοι ἐχθροὶ γίνονται, οἱ δὲ καὶ ἐκ προπετείαϲ καὶ ταραχῆϲ λογιϲμῶν ζάλαιϲ λυποῦνται.

Ὁ Ζεὺϲ Ἥλιον διαμετρῶν τῶν πατρικῶν ὀλετὴρ κτημάτων, ὁ δὲ γεννηθεὶϲ ἐν ὑποταγῇ ἔϲται τῶν ἐπιτρόπων αὐτοῦ ἢ δούλων ἢ τοιούτων ὁμοίων.

Ὁ Ζεὺϲ Ἀφροδίτην διαμετρῶν ἀπροκόπουϲ ποιεῖ, ἀληθὴϲ δὲ φίλοϲ τούτοιϲ οὐδείϲ, ἀλλ' ἕτερα μὲν νοῶν, ἕτερα δὲ λέγων, ἕξει δὲ καὶ φίλων ἐπαναϲτάϲειϲ, καὶ οἱ εὐεργετηθέντεϲ ὑπ' αὐτοῦ ἐχθροὶ ἔϲονται αὐτοῦ, καὶ οἷϲ δωρεὰϲ παρέξει, ἀμοιβὰϲ κακὰϲ παρ' αὐτῶν ἀντιδέξεται, ἐν ἄλλοιϲ δέ τιϲιν εὐτυχήϲει, καὶ βίοϲ ἄρκιοϲ ἔϲται αὐτῷ, καὶ πρὸϲ μὲν τὴν γνηϲίαν γαμετὴν ἀϲτατήϲει, πρὸϲ δὲ τὰ μοιχικὰ ἐπιτευκτικὸϲ ἔϲται.

Ὁ Ζεὺϲ Ἑρμῆν διαμετρῶν φαῦλοϲ, καὶ μάλιϲτα τοῖϲ δικολόγοιϲ καὶ ῥήτορϲιν· ποιεῖ γὰρ καὶ ὄχλων ἐπαναϲτάϲειϲ καὶ ὀργὰϲ καὶ διαβολὰϲ πρὸϲ μείζοναϲ ἔκ τινων βαϲκάνων· ὄψονται καὶ ἀδελφῶν θανάτουϲ καὶ δίκαϲ ἕξουϲι πρὸϲ τοὺϲ ἀδελφοὺϲ καὶ τοὺϲ κατὰ γένοϲ προϲήκονταϲ. [ἰϲτέον δὲ ὅτι οὐ μόνον κατὰ πῆξιν ταῦτα τὰ ϲχήματα ἀποτελεϲτικὰ γίνονται, ἀλλὰ καὶ κατὰ τὰϲ ἐπεμβάϲειϲ, οἷον κατὰ πῆξιν ἦν Ἥλιοϲ Σκορπίῳ, Ἄρηϲ Παρθένῳ, κατὰ δὲ ἐπέμβαϲιν γενόμενοϲ Ἄρηϲ Ταύρῳ διέτεμε τὸν κατὰ πῆξιν Ἥλιον καὶ ἐδήλωϲε κίνδυνον ἀφ' ὕψουϲ ἢ πυρόϲ.]

Ὁ Ζεὺϲ Σελήνην διαμετρῶν, εἰ μὲν αὐξιφωτεῖ, προεδρίαν καὶ βίον διδοῖ καὶ ἐπίϲημον καὶ ἀρχικὸν ϲημαίνει,

F 9

ταῦτα δὲ ποιεῖ κατ' ἐξοχὴν ἡνίκα ἡ Σελήνη ἐλαττόνων ἐϲτὶ μοιρῶν, ὁ δὲ Ζεὺϲ πλειόνων. εἰ δὲ λειψιφωτεῖ, δεινόν· τὰ γὰρ εἰρημένα πάντα μειοῖ καὶ ἄλλα δὲ ἐναντιώματα καὶ ϲφάλματα ϲημαίνει.

Ὁ Ἄρηϲ Ἥλιον διαμετρῶν ἐν ἡμερινῇ γενέϲει βιαιοθανάτουϲ ποιεῖ ἢ καὶ τὰϲ τοῦ πατρὸϲ ὄψειϲ ϲινοῖ, τῇ δὲ γενέϲει κινδύνουϲ ἀφ' ὕψουϲ καὶ ἐναντιώϲειϲ ποιεῖ πολλάϲ, ἐν δὲ νυκτερινῇ ἀδρανεῖϲ ποιεῖ καὶ τῷ βίῳ ἐκπτώτουϲ.

Ὁ Ἄρηϲ διαμετρῶν Ἀφροδίτην ῥέμβουϲ καὶ ἀϲτάτουϲ ποιεῖ, βάϲκανοϲ δὲ ἡ Ἀφροδίτη εἰϲ γάμον καὶ τέκνα. εἰ δὲ καὶ ἐν τροπικῷ, τοιαῦτα ποιεῖ ἃ καὶ τετράγωνοι ὄντεϲ. ὁ Ἄρηϲ Ἑρμῆν διαμετρῶν, γίνονται [γὰρ] πλαϲτογράφοι καὶ τῶν φαρμακείων ϲυνίϲτορεϲ, ἀεί τε δανείοιϲ καὶ ἐγγύαιϲ ὑποπίπτουϲι καὶ πίϲτιν δικαίαν ἀποϲτέργουϲιν, ὧν ἕνεκα καὶ παρ' ἡγεμόνων κρίνονται καὶ φόβουϲ ὑφίϲτανται· ἄλλοι τῆϲ πατρίδοϲ ἐξελαύνονται, καὶ μᾶλλον ἡνίκα ὁ Ἑρμῆϲ ἐϲτι ἐν ὁρίοιϲ Κρόνου ἢ ζῳδίῳ ἢ ἐν ἰδίοιϲ ὁρίοιϲ ἢ ζῳδίῳ.

Ὁ Ἄρηϲ Σελήνην διαμετρῶν ὀλιγοχρονίουϲ ποιεῖ ἢ κινδύνοιϲ περιπίπτονταϲ· τινὲϲ μὲν ἄγαμοι, τινὲϲ δὲ τὰϲ γυναῖκαϲ θάπτουϲιν· τούτοιϲ καὶ ἡ τελευτὴ δεινή· ἢ γὰρ μανίαϲ ἢ τομὰϲ μελῶν ὁ Ἄρηϲ ποιεῖ.

Ἡ Ἀφροδίτη Σελήνην διαμετροῦϲα, τὰ πρὸϲ γάμον οὐκ ἀγαθά· ἢ γὰρ οὐ διδοῖ τέκνα ἢ παρέχουϲα ταῦτα θανατοῖ ἢ ἄλλωϲ πωϲ ἀποϲτερεῖ, ἕνεκα δὲ τῶν γυναικῶν αὐτῶν ὕβρειϲ καὶ θλίψειϲ καὶ βλάβαϲ πάϲχουϲιν· καθόλου γὰρ Σελήνη καὶ Ἀφροδίτη τετράγωνοι ἢ διάμετροι ἐπὶ παντὸϲ πράγματοϲ ζηλοτυπίαν παρέχουϲιν.

270-274 secl. Olivieri

Ὁ Ἑρμῆc Cελήνην διαμετρῶν ἀπὸ πλήθουc καὶ δήμου cτάcειc ἐγείρει καὶ κραυγάc, καὶ ἐν λόγοιc ἀθαρcεῖc ποιεῖ. ὅcα δὲ δηλοῦcι τρίγωνοι πρὸc ἀλλήλουc οἱ ἀcτέρεc, τοcαῦτα καὶ ἑξάγωνοι ὄντεc, πλὴν ἀcθενέcτεροι καὶ ἥττονα ποιοῦcιν.

Ἡ Cελήνη Ἥλιον διαμετροῦcα ὄλβου καὶ δόξηc παραίτιοc γίνεται. καθόλου δὲ πᾶc ἀcτὴρ τὸν ἴδιον οἶκον διαμετρῶν ἃ παρέχει αὐτὸc πάντα ἀφ' ἑαυτοῦ μειοῖ.

Περὶ cυνοδευόντων ἀcτέρων

Ὁ Κρόνοc cὺν Διὶ ἀγαθούc, οἰκονόμουc καὶ ἐπιτρόπουc ἀλλοτρίων πραγμάτων καὶ χρημάτων, καὶ μᾶλλον Ἄρεωc μὴ ὁρῶντοc. ὁ Κρόνοc cὺν Ἄρει τοῖc ἤθεcι πραεῖc ποιεῖ καὶ ἀργοὺc ἐν ταῖc πράξεcι καὶ ἐν πολλοῖc ἀποτυγχάνονταc, νοcερούc τε καὶ ὑπὸ μελαίνηc χολῆc βλαπτομένουc, πατέρα τε προαναιροῦcι καὶ τὰ πατρικὰ διαφθείρουcι καὶ τοὺc πρὸ αὐτῶν ἀδελφοὺc ἢ ἀναιροῦcιν ἢ ζῶνταc ἐπινόcουc ποιοῦcιν (χείρουc δέ εἰcιν ἐπίκεντροι), φροντίδαc τε καὶ δυcκολίαc πραγμάτων ἐπιφέρει, εἰ μὴ Ζεύc ποθεν ἐπιμαρτυρήcῃ, ὑπομονητικοὶ δὲ οἱ τοιοῦτοι καὶ βαρύθυμοι. ὁ Κρόνοc cὺν Ἡλίῳ τὸν μὲν πατέρα κακοθάνατον, τὰ δὲ πατρικὰ φθείρει, καὶ πλεῖον τὸ κακὸν ἐν νυκτερινῇ γενέcει εἴτε ἑῷοc εἴτε ἑcπέριοc· τότε γὰρ οὐ τῷ πατρὶ μόνῳ, ἀλλὰ καὶ τῇ γενέcει ἔcται τὰ δεινά, ἑτέρωc δὲ καὶ τοῖc ἀδελφοῖc, καὶ μάλιcτα τοῦ Ἡλίου πλειόνων μοιρῶν ὄντοc· τότε γὰρ ἀναμφίβολοc ἡ βιαιοθαναcία τοῦ πατρόc, καὶ αὐτοὺc δὲ τοὺc γεννηθένταc ἐκπτώτουc καὶ ἐπινόcουc καὶ ἐξ ὑγρῶν ὀχλουμένουc καὶ τοὺc ὀφθαλμοὺc βλαπτομένουc, ἐπὶ δὲ ταῖc γεωργίαιc μόνον εὐτυχοῦcιν οἱ τοιοῦτοι· ἐν γὰρ τοῖc ἄλλοιc πᾶcι δυcτυχεῖc. εἰ δὲ ἐν οἴκῳ Ἡλίου ἢ Κρόνου εἰcίν, εὐγενὴc μὲν ὁ πατήρ, οὐ μὴν πλούcιοc, οἱ δὲ παῖδεc ἐχθροὶ τῶν πατέρων ἢ βλάπτουcιν αὐτούc. ὁ Κρόνοc cὺν Ἀφροδίτῃ ἀνάξιον τὴν γυναῖκα ἢ cτεῖραν ἢ cεcινωμένην ἢ ἐπίψογον, ποιοῦcι δὲ ἀτέκνουc ἢ ὀψιτέκνουc ἢ τὰ τέκνα θάπτονταc, εἰ δὲ καὶ γάμον ποτὲ δώcουcι ψύξουcι τοῦτον· τὰ ὅμοια καὶ ἐπὶ θηλυκῆc ὅμοια καὶ ἐπὶ θηλυκῆc γενέcεωc. ὁ Κρόνοc cὺν Ἑρμῇ κωφοὺc ἢ τραυλούc, ἀτυχοῦνταc περὶ τὰc πράξειc ἢ ἀπιcτουμένουc ἐν οἷc λέγουcιν, ὑπομονητικοὺc δὲ καὶ αὐcτηροὺc καὶ φρονίμουc καὶ πολυειδήμοναc. ὁ Κρόνοc cὺν Cελήνῃ ἀδρανεῖc καὶ τὰ μητρικὰ φθείρονταc, αὐτούc τε ἐπινόcουc καὶ τὰc αὐτῶν μητέραc. εἰ δέ γέ ἐcτιν ἡ γένεcιc ἡμερινὴ ἢ αὐξιφωτεῖ ἡ Cελήνη ὑπὸ ἀγαθῶν ὁρωμένη, τὰ ῥηθέντα κακὰ οὐκ ἔcται. νυκτερινῆc δὲ τῆc γενέcεωc οὔcηc, εἴτε αὐξιφωτεῖ ἡ Cελήνη εἴτε λειψιφωτεῖ, κἂν καὶ οἱ ἀγαθοποιοὶ ὁρῶcιν, κακὸν καὶ ἄπρακτον τὸ διάθεμα.

Ὁ Ζεὺc cὺν Ἄρει προκοπτικούc, εὐκτήμονας, τιμωμένουc ἐν πόλεcιν, ἡγεμόνας, ἐπιτευκτικοὺc ποιεῖ, καὶ μᾶλλον ἐν οἰκείοιc τόποιc ὄντεc ἅμα, ἤτοι ἐν Διὸc οἴκοιc ἢ Ἄρεωc, ἢ ἐν τοῖc ὁρίοιc αὐτῶν· τότε γὰρ δυνάcταc ποιοῦcιν. φηcὶ γὰρ ὁ Δωρόθεοc· ὁ Ζεὺc ἐν οἴκοιc Ἄρεωc ἢ ὁρίοιc ἡγεμόναc ἢ ἡγεμόνων ἑταίρουc ποιεῖ, εἰ δὲ ὁ Ἥλιοc καὶ ἡ Cελήνη ἐπίκεντροί εἰcι πρὸc τούτῳ τῷ cχήματι καὶ μαρτυρούμενοι ὑπὸ Διὸc καὶ Ἄρεωc, ἔτι μᾶλλον δοξάζονται, καὶ μᾶλλον ἐν ἀρρενικοῖc ὄντων τῶν φώτων· τότε γὰρ βαcιλεῖc γίνονται ἢ ἡγεμόνες πεζικοῦ καὶ ναυτικοῦ τάγματοc, ζωῆc καὶ θανάτου κύριοι. πάλιν Ἄρηc ἐν Διὸc οἴκοιc ἢ ὁρίοιc βαcιλεῖc ἢ φίλουc βαcιλέων ποιεῖ, καὶ μᾶλλον ὅταν ὁ Ζεὺc cύμφωνον ἔχῃ διάcταcιν πρὸc Ἄρην. κρεῖττον δὲ τὸν Δία εἶναι ἐν ὁρίοιc Ἄρεωc ἢ οἴκοιc ἤπερ τὸν Ἄρην ἐν Διὸc τόπῳ· ποιεῖ γὰρ ἐνδοξοτέρουc καὶ ἡγεμονικωτέρουc ἤτοι βαcιλεῖc ἢ cτρατοπεδάρχαc ἢ cτόλων καὶ πεζοῦ cτρατοῦ ἡγεμόναc ἢ ἱππικοῦ τάγματοc, ἀνορθοῦνταc πόλειc καὶ καταcτρέφονταc. ὁ Ζεὺc cὺν Ἡλίῳ ὕπαυγοc μὲν ἐλαττοῖ τὰ ἀγαθά, ἀνατολικὸc δὲ εὐκτήμοναc καὶ πολυβίουc καὶ ὄνηcιν καὶ εὐτυχίαν τῶν γονέων ἐκ τῶν παίδων [καὶ εὐτυχεῖc τοὺc γονεῖc] καὶ εὐτεκνίαν διδοῖ. ὁ Ζεὺc cὺν Ἀφροδίτῃ ἐντίμουc, εὐχαρεῖc, πολυφίλουc, ἀγαθούc, εὐcεβεῖc, ἀcτείουc, φίλουc ἡγεμόνων, ἐνδόξουc, εὐγάμουc, προκόπτονταc ἀπὸ θηλυκῶν προcώπων καὶ ἱερῶν προεcτῶταc. ποιοῦcι δὲ καὶ εὐτέκνουc, εἰ ὑπὸ μηδενὸc βλάπτονται κακοποιοῦ, πλὴν πολύκοινοι ἔcονται, καὶ ἐπὶ θηλειῶν δὲ ὁμοίωc. εἰ δὲ ἐν ἰcχυροῖc εἶεν τόποιc καὶ τὴν Cελήνην ὁρῶcιν, τοῦ Ἄρεωc ἰδόντοc ποθέν, ψόγοc ἔcται διὰ cυγγενεῖc. ὁ Ζεὺc cὺν Ἑρμῇ δυνάcταc, cυνετούc, βεβαίουc, ἐπὶ cοφίᾳ περιβοήτουc, ἰατρούc, cοφιcτάc, γραμματικοὺc ἢ γραμματεῖc βαcιλέων. ὁ Ζεὺc cὺν Cελήνῃ αὐξητικοὺc τῷ βίῳ, καὶ μᾶλλον ἀνατολικὸc καὶ προcθετικὸc ὢν ὁ Ζεύc· πλουcίουc γὰρ καὶ κρείττοναc τῶν γονέων ποιεῖ. εἰ δὲ τῆc γενέcεωc νυκτερινῆc οὔcηc ἡ Cελήνη πλειόνων ἐcτὶ μοιρῶν, ἐλαττοῦται ἡ τύχη.

355 secl. Pingree

Ὁ Ἄρης cὺν Ἡλίῳ κακοθάνατον τὸν πατέρα ἢ ταχυθάνατον. τὸ δὲ αὐτὸ ποιεῖ κἂν ἐπαναφέρηται τῷ Ἡλίῳ· τὰς γὰρ γενέcεις ὀχλικὰς ποιεῖ καὶ κρίcεις ἐπάγει καὶ ὀφθαλμοὺς ἀδικεῖ καὶ τὰ πατρικὰ φθείρει εἴτε ἀπὸ πυρὸς εἴτε ἀπὸ πολέμου, τινὰς δὲ καὶ μανίαις περιέβαλεν. ὁ Ἄρης cὺν Ἀφροδίτῃ τὰ αὐτὰ δηλοῖ ἃ καὶ ἐν τοῖς τετραγώνοις. ὁ Ἄρης cὺν Ἑρμῇ ψεύcτας μέν, cυνετοὺς δὲ καὶ πολυπείρους, ἀεὶ ἐν κρίcεcιν ὄντας, πανούργους, γυμναcτικούς. Διὸς μὲν οὖν ὁρῶντος αὐτοὺς ἢ Ἀφροδίτης ἔνδοξοι γίνονται ἐπὶ τοῖς ἐπιτηδεύμαcιν, τῶν δὲ κακοποιῶν πλαcτογράφοι γίνονται, κλέπται, ἀπατεῶνες, πανοῦργοι, ἄδικοι καὶ ὅλως παράνομοι, παιδεραcταὶ οἱ τοιοῦτοι καὶ πολύψογοι, καὶ μᾶλλον ὅταν ὁ Κρόνος μαρτυρῇ. ὕπαυγοι δὲ ὄντες καὶ ἐπίκεντροι καὶ τὴν Σελήνην ὁρῶντες κακοβούλους, ψεύcτας, ληcτάς, πλαcτογράφους. καὶ εἰ μὲν ὁ Κρόνος μαρτυρεῖ κατὰ τετράγωνον ἢ διάμετρον, ἐν δεcμωτηρίῳ θνῄcκουcι βιαίως, εἰ δὲ ὁ Ζεύς, εὐθανατοῦcιν. ὁ Ἄρης cὺν Σελήνῃ θερμούς, ἐπιτευκτικούς, καὶ μᾶλλον ὅταν ὦcιν ἐπίκεντροι, εἰ δὲ μὴ ὁρᾷ ὁ Ζεὺς ὄντας ἐπὶ τοῖς κέντροις, ὀλιγοχρονίους, βιαιοθανάτους, ἥ τε μήτηρ πολύνοcος.

Ὁ Ἥλιος μετὰ Ἀφροδίτης ἐπὶ νυκτερινῆς γενέcεως ἑcπερίας ἀνατολικῆς οὔcης, ἐπὶ δὲ ἡμερινῆς ἑῴας ἀνατολικῆς, ἐνδόξους, πλουcίους, ἄλλοις κελεύοντας ποιοῦcιν. ὁ Ἥλιος cὺν Ἑρμῇ ἐμπράκτους, εἴπερ <ἐπὶ> ἑῴας ἀνατολῆς ἢ ἑcπερίας ἀνατολῆς εἰcιν· πεπαιδευμένους γὰρ καὶ γραμματεῖς καὶ ἐκ φρονήcεως κτωμένους πλοῦτον καὶ πράξεων ἀρχὰς ἐμπιcτευομένους ὥcτε καὶ ἄλλοις κελεύειν.

Ἡ Ἀφροδίτη μετὰ Ἑρμοῦ ἐμπράκτους, πολυχαρεῖς, πολυ-γυναίους, πεπαιδευμένους, ποιητάς τε ἢ μελοποιούς, πρὸς μέντοι γυναῖκας πολυψόγους ἢ φιλόπαιδας καὶ φιλοπαρθένους. εἰ δὲ καὶ ἐπὶ τοῦ ὡροcκόπου τύχωcι, θείους ταῖς διανοίαις, εὐπροcκόπους, καὶ μᾶλλον εἰ ὁ Ζεὺς καὶ ἡ Σελήνη ἴδοι. ἡ Ἀφροδίτη μετὰ τῆς Σελήνης ἀγαθούς, εὐμόρφους, ἱλαρούς, γάμος δὲ τοῖς τοιούτοις ἀβέβαιος, καὶ ἀcελγεῖς· οὗτοι γὰρ αἴτιοι ἔcονται τῆς ἀκαταcταcίας τοῦ γάμου, ἐπ' ἀλλοτρίαις μαινόμενοι γυναιξίν.

Ὁ Ἑρμῆς cὺν Σελήνῃ εὐμαθεῖς ποιεῖ ἄγαν καὶ cυνετούς, ψεύcτας δὲ καὶ ἀcτάτους, εἰ μὴ ἀγαθοποιοὶ μαρτυρήcωcιν, αἱ τούτων δὲ μητέρες cυνεταὶ μέν, ἐπίψογοι δὲ ἀcήμοις ἀνδράcιν ἐπιμιγνύμεναι· κρεῖττον δὲ εἰ ἡ Σελήνη προάγοι τὸν Ἑρμῆν, ἧττον δὲ εἰ ἕπεται.

Ἐν τούτοιϲ δὲ πᾶϲι τοῖϲ ἀποτελέϲμαϲιν ἐπίταϲιϲ ἔϲται τῆϲ ἐνεργείαϲ ὅταν τῶν ἀϲτέρων ἀλλήλοιϲ μαρτυρούντων καὶ ἡ Ϲελήνη τούτοιϲ προϲγένηται. ἔοικε γάρ, φηϲίν, πλήκτρῳ, καὶ αὐτὴ τὰϲ ἀπορροίαϲ πάντων τῶν ἀϲτέρων δεχομένη πρὸϲ ἡμᾶϲ εἰϲ τὴν γῆν ἀναπέμπει. οἱ ἀϲτέρεϲ τότε ποιοῦϲι τὰ ἀποτελέϲματα, ὅταν καὶ τὴν κυριότητα τοῦ κεφαλαίου ἔχωϲιν, οἷον ὁ Κρόνοϲ ἐν οἴκῳ ἰδίῳ φίλουϲ, ἐπιτρόπουϲ ποιεῖ, ἀλλ' οὐ πάντοτε, ἀλλ' ὅταν ὁρᾶται ὑπὸ Διόϲ.

Περὶ τοπικῶν διακρίϲεων

Ἐν ταῖϲ τοπικαῖϲ διακρίϲεϲιν ἐκείνουϲ μάλιϲτα ϲκόπει τοὺϲ ἔχονταϲ λόγον ἐν τῷ θέματι ἢ τοὺϲ τοῦ τριγώνου κυρίουϲ ἢ τοῦ κλήρου καὶ τῶν κέντρων, καὶ μάλιϲτα τοὺϲ ἐπικέντρουϲ. εἰ δὲ οἱ κύριοι τῶν οἴκων καὶ τῶν ὁρίων μὴ ὁρῶϲιν αὐτούϲ, ὁμοίωϲ ϲημαίνει· πάλιν οἱ ἀγαθοποιοὶ ὁρῶντεϲ ἀναλύουϲι τὰ δεινά.

Ὁ τοίνυν Κρόνοϲ ἐν ἰδίοιϲ οἴκοιϲ ἢ ὁρίοιϲ ἐμπράκτουϲ, πολυγνώϲτουϲ καὶ ϲυϲτάϲειϲ ἔχονταϲ, ἐκτιθεμένουϲ τὰ ἑαυτῶν τέκνα καὶ αὖθιϲ ἐπαναλαμβάνονταϲ ἢ ἀλλοτρίων τέκνων πατέραϲ, φίλουϲ, ἐπιτρόπουϲ [ἢ] ἐπιϲήμων τινῶν· τὰ ἴϲα δὲ ποιεῖ καὶ ἐν οἴκοιϲ Διὸϲ ἢ ὁρίοιϲ τυχών. ὁ Κρόνοϲ ἐν τόπῳ Ἄρεωϲ νωθεῖϲ, μελλητάϲ, ἐν ἰδίαιϲ καὶ ἐν δημοϲίαιϲ πράξεϲιν ἀτόνουϲ. ἐν δὲ οἴκῳ καὶ ὁρίοιϲ Ἀφροδίτηϲ πρὸϲ γάμον οὐκ ἀγαθόϲ· δίδωϲι γὰρ παρήλικαϲ παῖδαϲ (ὅταν δὲ ᾖ κύριοϲ τοῦ γάμου, τότε ταῦτα ϲημαίνει) ἢ πόρνουϲ· τινὰϲ ἀγυναίουϲ ἢ ὀψιτέκνουϲ ἢ ὀλιγοτέκνουϲ· πολλοὶ καὶ διὰ γυναῖκαϲ κακὰ πάϲχουϲιν, ἕτεροι ὑπὸ τῶν γυναικῶν θάπτονται. ὁ Κρόνοϲ ἐν οἴκοιϲ ἢ ὁρίοιϲ Ἑρμοῦ ἐνδομύχουϲ, ἀπορρήτων εἰδήμοναϲ καὶ διὰ ταῦτα κινδυνεύονταϲ, ταῖϲ τε γλώτταιϲ ἐμποδιζομένουϲ καὶ ταῖϲ ἀκοαῖϲ· τὰ αὐτὰ καὶ Ἑρμῆϲ ἐν οἴκοιϲ ἢ ὁρίοιϲ Κρόνου, ποιεῖ δὲ καὶ μάντειϲ, θύταϲ, οἰωνιϲτάϲ, ἐξ ἰδίων μόχθων πορίζονταϲ.

Ὁ Ζεὺϲ ἐν οἴκῳ ἢ ὁρίοιϲ Κρόνου πλουϲίουϲ, φειδωλούϲ, τιμῆϲ, καὶ δόξηϲ μὴ ἐφιεμένουϲ, ἥττονα τῆϲ αὐτῶν δυνάμεωϲ ἐπαγγελλομένουϲ, αἰϲχρονοήμοναϲ, ἔν τιϲι χρόνοιϲ κακοπαθοῦνταϲ. ὁ Ζεὺϲ οἴκῳ Ἄρεωϲ ἢ ὁρίοιϲ ἡγεμόναϲ ἢ ἑταίρουϲ ἡγεμόνων· τινὲϲ ϲτρατοπεδαρχοῦϲιν ἢ ϲτόλου ἄρχουϲι καὶ πόλειϲ ἀνορθοῦϲι καὶ καταϲτρέφονται, εἰ δὲ καὶ ὁ Ἥλιοϲ καὶ ἡ Ϲελήνη ἐπίκεντροι ὄντεϲ ὑπὸ Διὸϲ καὶ Ἄρεωϲ μαρτυρηθῶϲιν, καὶ μάλιϲτα ἐν ἀρρενικοῖϲ ζῳδίοιϲ ὄντεϲ, βαϲιλεῖϲ ποιοῦϲιν ἢ δυνάϲταϲ, φοβερούϲ, ζωῆϲ καὶ θανάτου ἐξουϲίαν ἔχονταϲ. ὁ Ζεὺϲ ἐν τόπῳ Ἀφροδίτηϲ φίλουϲ βαϲιλέων ἢ ἐπιτρόπουϲ ἢ ἐν βαϲιλεῦϲιν ἀϲχολουμένουϲ· τινὲϲ μίγνυνται γυναιξὶν ἐνδόξοιϲ ἢ καὶ διδασκάλων αὐτῶν γυναιξὶ μίγνυνται ἢ ἐπιστατῶν ἢ ἀδελφῶν, ἀφ' ὧν γυναικῶν πολλὴ χάρις ἔσται καὶ κτῆσις. τὰ αὐτὰ καὶ Ἀφροδίτη ἐν οἴκοις ἢ ὁρίοις Διός, τινὲς δὲ θηλειῶν θεῶν νεωκόροι, καὶ χρυσοφοροῦσι καὶ στεμματοφοροῦσιν. ὁ Ζεὺς ἐν τόπῳ Ἑρμοῦ φοροπράκτορας βασιλέων ἢ οἰκονόμους, φρονίμους, λογιστάς, συνετούς, ἐνδόξους, πλουσίους.

Ὁ Ἄρης ἐν οἴκῳ ἢ ὁρίοις Κρόνου, ἐν οἷς ἐπιβάλλονται οἱ τοιοῦτοι ἐπιτυγχάνουσιν, τῶν δὲ πατρικῶν ὀλετὴρ καὶ τῶν ἀδελφῶν τῶν πρεσβυτέρων, εὐθαρσεῖς δὲ ποιεῖ. ὁ Ἄρης ἐν οἴκῳ ἢ ὁρίοις Διὸς φίλους βασιλέων ἢ βασιλεῖς, καὶ μᾶλλον συμφώνως ἔχοντες ὁρῶντες ἀλλήλους· ἐνδοξοτέρα μέντοι ἡ τύχη πολλῷ πλέον, ὅταν ὁ Ζεὺς ᾖ ἐν Ἄρεως τόποις. ὁ Ἄρης ἐν οἴκῳ ἢ ὁρίοις Ἀφροδίτης μοιχοὺς ποιεῖ, τὰς τῶν συγγενῶν γυναῖκας φθείροντας καὶ ἐν τούτοις μᾶλλον χαίροντας, πολλοὶ δὲ καὶ τὰς ἑαυτῶν ἀναιροῦσι γυναῖκας, πάντως δὲ θάνατον ὁρῶσι γυναικῶν. ὁ Ἄρης ἐν οἴκῳ ἢ ὁρίοις Ἑρμοῦ συνετοὺς μέν, κακοτρόπους δὲ καὶ πολυίστορας, ἔργῳ καὶ λόγῳ αἰσχρῶς βιοῦντας καὶ ἀπὸ κακῶν πραγμάτων ἐπικτωμένους δι' ἃ καὶ ἐγκλήμασι καὶ κατηγορίαις ἐμπίπτουσιν. τὰ ἴσα ποιεῖ καὶ ὁ Ἑρμῆς ἐν Ἄρεως τόποις, καὶ προσέτι ψεύστας, ἀθέους, λῃστάς, κλέπτας, ἀνδροφόνους, ἐπιόρκους, πλαστογράφους, ἀλλοτρίων ἐπιθυμητάς, μοιχικούς, φαρμακευτάς, παραθηκῶν ἀποστερητάς, πόλεων ἀπελαυνομένους.

Ἡ Ἀφροδίτη ἐν Κρόνου οἴκοις ἢ ὁρίοις στειρώδεις, ἀτέκνους, μητρυιαῖς ἢ πρεσβυτέρων ἀδελφῶν γυναιξὶ μιγνυμένους, ἐὰν δὲ ὦσιν ἀπελεύθεροι, ταῖς ἑαυτῶν δεσποίναις μιγήσονται. ἡ Ἀφροδίτη ἐν οἴκοις ἢ ὁρίοις Διὸς ἀπὸ γυναικῶν ἢ γυναικείας πράξεως προβιβάζει, ποιεῖ δὲ καὶ ἐπιτρόπους γυναικῶν ἢ θηλυκοῦ ἱεροῦ προεστῶτας, ἐξ ὧν καὶ χάριτας ἕξουσι καὶ βίον· οἱ τοιοῦτοι φιλοῦσι πάνυ τὰς ἑαυτῶν γυναῖκας. ἡ Ἀφροδίτη ἐν οἴκοις ἢ ὁρίοις Ἄρεως δόλους, κρίσεις καὶ πολλὰ κακὰ διὰ γυναῖκας, μιγνύει δὲ καὶ γυναιξὶ λυγραῖς ἢ ἐπιψόγοις ἢ δούλαις, πλὴν ἃς λήψονται γυναῖκας, ταύταις καὶ συγγηράσκουσιν. ἡ Ἀφροδίτη ἐν οἴκοις ἢ ὁρίοις Ἑρμοῦ ἱερέας, θύτας θεοῦ ποιοῦσιν ἢ πλουσίων γυναικῶν ἐπιτρόπους, di' ἃς καὶ κρίσεις ὑφίστανται· τινὲς βαφεῖς, ἱστουργοί, ζωγράφοι, ἀνθοπλόκοι, μυρεψοί, μυροπῶλοι, τορνευταὶ γίνονται.

Ὁ Ἑρμῆς ἐν οἴκοις Κρόνου ἢ ὁρίοις τραυλούς, δυσκώφους, ἐνδομύχους, ἀλλοτρίου βίου μεριμνητάς, μύστας, ἀγαλμάτων καθιδρυτὰϲ ἢ ἀϲτρολόγουϲ, οἰωνιϲτάϲ· τὰ αὐτὰ καὶ Κρόνοϲ ἐν ὁρίοιϲ Ἑρμοῦ. ὁ Ἑρμῆϲ ἐν τόπῳ Διὸϲ νομομαθεῖϲ, λογιϲτάϲ, διοικητὰϲ ἢ βαϲιλέων διδαϲκάλουϲ, ἐν πολιτικαῖϲ πράξεϲι ἢ βαϲιλικαῖϲ ἀναϲτρεφομένουϲ καὶ ϲυνδικάζονταϲ τοῖϲ τοιούτοιϲ. ὁ Ἑρμῆϲ ἐν οἴκοιϲ ἢ ὁρίοιϲ Ἄρεωϲ εἴρηται ἐν τοῖϲ τοῦ Ἄρεωϲ. ὁ Ἑρμῆϲ ἐν οἴκοιϲ ἢ ὁρίοιϲ Ἀφροδίτηϲ χαρίενταϲ, προϲφιλεῖϲ, ἱλαρούϲ, ἐμπράκτουϲ, ἐπιτευκτικούϲ, ϲτωμύλουϲ, πειθηνίουϲ, Μούϲηϲ ἐμπείρουϲ ἢ χρώματόϲ τινοϲ, ὀρχήϲεων ὑφηγητὰϲ ἢ τῶν τοιούτων, εἰ δὲ καὶ ἐπίκεντρόϲ ἐϲτιν ὁ Ἑρμῆϲ, μελοποιοὺϲ καὶ ἐκ τούτων βιοποριϲτοῦνταϲ καὶ φίλουϲ κτωμένουϲ.

Ὁ Κρόνοϲ οἴκῳ Ἡλίου ἤτοι Λέοντι δοξάζει τὸν πατέρα καὶ τούτου αὔξει τὸν βίον, ὑπὸ δὲ ὑγρῶν ὀχλεῖ καὶ οὐκ εὐθάνατον τὸν πατέρα ποιεῖ. ἐν δὲ οἴκῳ Σελήνηϲ, ἔτι ζώϲηϲ τῆϲ μητρόϲ, φθείρει τὰ μητρικὰ καὶ ἐπίνοϲον τὴν μητέρα ποιεῖ ἢ κρυπτὰ πάθη διδοῖ ἢ ψύξειϲ ἐπάγει ἢ χόλουϲ ὡϲ ἐπὶ θεὸν καταφεύγειν.

Ὁ Ζεὺϲ Λέοντι ἰϲοβαϲιλεῖϲ ἢ φίλουϲ βαϲιλέων, περιβλέπτουϲ καὶ πλουϲίουϲ ποιεῖ. ὁ Ζεὺϲ ἐν Καρκίνῳ ὑψοῖ τὴν τύχην καὶ τέκνα πλείονα παρέχει, πλούϲιόν τε καὶ πολυέπαινον.

Ὁ Ἄρηϲ ἐν Λέοντι τὰ πατρικὰ φθείρει καὶ τοὺϲ ὀφθαλμοὺϲ ϲινοῖ, τὰϲ δὲ πράξειϲ ἀπὸ πυρὸϲ ἢ ϲιδήρου δίδωϲιν ἤ τινα τέχνην ἄλλην ϲκληράν. τὰ αὐτὰ δὲ ποιεῖ ἐάν τε αὐτὸϲ ἐπιπαρῇ τῷ τόπῳ, ἐάν τε τοὺϲ χρόνουϲ τῷ Ἡλίῳ παραδιδοίη ἢ ὁ Ἥλιοϲ αὐτῷ ἢ μεριϲτὴϲ τῶν χρόνων γένηται. ὁ Ἄρηϲ ἐν Καρκίνῳ θερμόν, ϲυνετόν, ἀλλ' ἀεὶ ϲφαλλόμενον, ϲίνη τε διδοῖ καὶ βιαιοθαναϲίαν ποιεῖ, καὶ μᾶλλον ἡμερινῆϲ οὔϲηϲ τῆϲ γενέϲεωϲ. ὅλωϲ δὲ οἱ φθοροποιοὶ ἐν ζῳδίοιϲ τῶν φώτων ὄντεϲ ὀλιγοχρονίουϲ ποιοῦϲιν ἢ βιαιοθανάτουϲ.

Ἡ Ἀφροδίτη ἐν Λέοντι δυϲγάμουϲ, ἐν δὲ Καρκίνῳ λάγνουϲ καὶ ἐπαίϲχρουϲ ποιεῖ.

Ὁ Ἑρμῆϲ ἐν Λέοντι πολυίϲτοραϲ, προφανεῖϲ. ὁ Ἑρμῆϲ ἐν Καρκίνῳ εὐφυεῖϲ, δριμεῖϲ, εὐθύφροναϲ, εὐεργούϲ.

Ὁ Ἥλιοϲ ἐν Λέοντι εὐκλεεῖϲ, ὑπερβάλλονταϲ, εἰ δὲ ἐν αὐτῷ εἴη τῷ κέντρῳ ἡμέραϲ κοϲμούμενοϲ ὑπὸ τῶν λοιπῶν ἀϲτέρων κατὰ τὸ ἰϲότιμον, βαϲιλεῖϲ ποιεῖ. ἡ Σελήνη ἐν Καρκίνῳ πράξειϲ καὶ τιμὰϲ παρέχει, ἐπὶ δὲ νυκτερινῆϲ γενέϲεωϲ κοϲμουμένη ὑπὸ τῶν ἀϲτέρων ὡϲ ὁ Ἥλιοϲ ἔτι κρεῖττον. ἀμείψαντεϲ δὲ τὰ ἑαυτῶν ζῴδια, ἤτοι Ἥλιοϲ Καρκίνῳ, Σελήνη Λέοντι, ποιήϲουϲιν ὅϲα ἐν τοῖϲ ἰδίοιϲ οἴκοιϲ ὄντεϲ, διακρίνεται δὲ πάντα τῇ τῶν λοιπῶν ἀϲτέρων κράϲει.

Ὁ Ἥλιος ἐν οἴκοις ἢ ὁρίοις Κρόνου ἰσχυρούς, πρακτικούς, πάντων περικρατοῦντας. ἡ Σελήνη ἐν οἴκοις ἢ ὁρίοις Κρόνου νωχελεῖς, ἀπράκτους, <... σώμασί τε> καὶ ἔργο<ις> καὶ πολυψόγους ποιεῖ.

Ὁ Ἥλιος καὶ Σελήνη ἐν οἴκοις ἢ ὁρίοις Διὸς σώφρονας, εὐσταθεῖς, τῆς πατρικῆς οὐσίας ἡγουμένους καὶ οἰκίας, ταῖς δὲ μητρυιαῖς μιγνυμένους ἢ ταῖς τῶν ἀδελφῶν γυναιξίν, εἰ δὲ ἡ γένεσις ᾖ ἐν θηλυκῷ, τῷ πατρῴῳ ἢ τῷ θείῳ μιγήσεται.

Ὁ Ἥλιος οἴκοις ἢ ὁρίοις Ἄρεως ἀσθενείαις καὶ νόσοις περιβάλλει, ἡδεῖς δὲ ἐν τῷ βίῳ καὶ ταῖς πράξεσιν οἱ τοιοῦτοι. ἡ Σελήνη οἴκοις ἢ ὁρίοις Ἄρεως θρασεῖς, ἀνδρείους, τῶν ἀλλοτρίων ἅρπαγας, ἀνοσίους, κακῶν συνίστορας, μιαιφόνους. προσήκει μέντοι τὰς μαρτυρίας τῶν ἀστέρων ἐπιβλέπειν· εἰ γὰρ οἱ ἀγαθοποιοὶ μὴ ἐφορῶσι τοὺς φωστῆρας, τῶν προειρημένων οὐδὲν ἔλαττον ἔσται· τῶν γὰρ ἀγαθοποιῶν ἀπεστραμμένων, εἰ οἱ κακοποιοὶ ἐφορῶσιν, χείρονα τὰ κακά. τοῦτο δὲ καὶ ἐπὶ τῶν ἄλλων πάντων ἀστέρων ἔστιν ἰδεῖν· προειρήκαμεν γὰρ ὅτι οἱ ἀγαθοποιοὶ μαρτυροῦντες ἀναλύουσι τὰ δεινά, δηλονότι τὰ τῶν κακοποιῶν ἀποτελέσματα, ὥσπερ καὶ οἱ κακοποιοὶ τὰ τῶν καλοποιῶν.

Ἡ Σελήνη οἴκοις ἢ ὁρίοις Ἀφροδίτης εὐμόρφους, ἐπεράστους, ποθεινούς, χαρίεντας τοῖς πᾶσιν, καὶ μᾶλλον εἰ ἐν Ζυγῷ τύχῃ, λάγνους δὲ περὶ τὰ ἀφροδίσια καὶ ἐπιψόγους, ἐμπράκτους μέντοι καὶ πολυκερδεῖς. ὁ Ἥλιος οἴκοις ἢ ὁρίοις Ἀφροδίτης μάντεις, χρησμῳδούς, ὀνειροκρίτας ἢ δι' ὀνείρων χρηματιζομένους, ταῖς δὲ ἕξεσιν ὑγροὺς καὶ μελαγχολικοὺς ἢ καὶ ὑπὸ χολῶν βλαπτομένους.

Ἡ Σελήνη οἴκοις ἢ ὁρίοις Ἑρμοῦ ἀγχίνους, δριμεῖς, ἐπικερδεῖς, παιδεραστὰς δὲ καὶ φιλογυναίους καὶ σπανοτέκνους. ὁ Ἥλιος οἴκοις ἢ ὁρίοις Ἑρμοῦ πολυΐστορας, ἐμπράκτους, μύστας, διδασκάλους, καθύγρους δὲ καὶ ὑπὸ χολῆς βλαπτομένους. ἐνεργέστερα δὲ τὰ προειρημένα ἔσται, ὅταν ὁ κύριος τοῦ ζῳδίου καὶ τῶν ὁρίων ἐπιβλέπῃ τοὺς φωστῆρας ἢ ἐπιμαρτυρῇ ποθεν τούτοις.

515 lac. ca. 15 litt. et lac. ca. 10 litt. B: om. C: suppl. Pingree

T 9 Rufinus, *Rec.* 10, 9 (p. 329 Rehm)

(4) Quia ergo a bonis stellis, Ioue dico et Venere, bona fieri dicitis, uideamus unaquaeque malarum stellarum cum admixta fuerit bonis, quid est quod efficit; et illud esse intellegimus malum. (5) etenim nuptias facere Venerem ponitis; **F 14**

(6) et pater: ita se, inquit, habet. ego respondi: ergo malum est adulterium, quandoquidem ex malarum stellarum admixtione committitur; et ut conpendiosius explicemus, omnia quae dicitis ex malarum admixtione stellarum bonas perpeti stellas, mala esse sine dubio pronuntianda sunt. (7) istae ergo stellae quarum admixtione diximus febres, incendia et cetera his similia effici mala, ipsae secundum uos etiam homicidia, adulteria et furta operantur, proteruos etiam et stolidos ipsae efficiunt.

ANVBIONIS CARMINIS ASTROLOGICI FRAGMENTA

Liber III

F 1 P.Oxy. LXVI 4503 recto (saec. II ex.-III in., cod. pap.)

a →

col. i

]...[..].[.....].[
].δυοκαιδεκαζωδιαε̣ιcιν
]..[.......].[.....]...

col. ii

α[
λ̣.[

b →

]..[...].[..]...[....]..[
....].τοιπροτεροιεξ̣και[ ].[
.ρονομ̣ο̣ι̣[. .] . γαθαυμαγενοcφυcεωcεc`αθρη´cαι
αφραcτοικ̣... οι δει̣c̣ι̣ πα̣ρ.. χ̣εδοθεν
παντοφοιπολυμορφοιεπιcτροφοιαντελλοντεc
.[.]..cηδετε̣.ο̣ιcε̣ι̣νοριοιcθ’ιδιοιc
τρειcεν[.]..ζωω ουcδηκ̣αλεουcι δεκανουc
αλλοιδ’.μ̣φαυ... ιcτ.. cοιαcτερεcοντεcεαcι
οιμεν...ν̣θ’.... πανταταθεcφατα`παντοτε´μεινη

a col. i, 1]...[in medio hasta uerticalis ut litt. π uel ρ].[alterum, ι uel τ
b 2,].**τοι-** pars summa et inf. litt. rotundae c uel ρ 3 .ρ pars dextra litt. rotundae cαι litt. inferiores 4 κ̣... etiam β possis, coniunctio diagonalium cum apice (α, λ, ε), uerticalis, uerticalis ad dextram, fort. ν πα̣ρ..χ̣ flexus in inf. lin., uest. in summa et inf. lin. 6 .[.].. α uel δ, summa pars dextra litt. rot (ο uel ρ), duae hastae uerticales quae in medio linea horizontali descendenti coniunguntur (fort. ν, possis et η) τε̣.ο pars dextra litt. rot. altioris 7a].. dua uest. hastarum uerticalium 8a δ’.μ̣ inf. pars litt. rot. et horizontalis media in linea τ..c ο atramenti plena, litt. rot. (ο uel c) 9 μεινη litt. inferiores

F 1 P.Oxy. LXVI 4503 recto (saec. II ex.-III in., cod. pap.)

a →

col. i

] . . [. .] . [. . . . .] . [

. . . .] . δυοκαίδεκα ζῴδιά ε̣ἰϲιν

] . . [. . . . . . .] . [. . . .] . . ν̣

col. ii

α[

λ̣ [

b →

_ _] . . [. . .] . [. .] . . . [. . . .] . . [_
– ∪ ∪ –

. . . .]ϲτοι πρότεροι ἕξ και[ ] . [

ὠρονόμ̣ο̣ι̣· μέγα θαῦμα γένοϲ φύϲεωϲ ἐϲ`ἀθρῆ´ϲαι·

ἄφραϲτοι κ̣ε̣ῖ̣νοι δ' ε̣ἰ̣ϲ̣ὶ πάρ̣α̣ ϲ̣χεδόθεν

5 παντοφό<ρο>ι πολύμορφοι ἐπίϲτροφοι ἀντέλλοντεϲ.

ἀ̣[θ]ρ̣ή̣ϲη δ' ἑτέρ̣ο̣ι̣ϲ ε̣ἰν ὁρίοιϲ θ' ἰδίοιϲ

7a τρεῖϲ ἐν [ἑ]ν̣ὶ̣ ζῴῳ̣ οὓϲ δ̣ὴ κ̣αλέουϲι δεκανοὺϲ

7b ⟨ ⟩

8a ἄλλοι δ' ἐ̣μ̣ φαύ̣λ̣ο̣ι̣ϲ τόϲ{ϲ}οι ἀϲτέρεϲ ὄντεϲ ἔαϲι

8b ⟨ ⟩

9 οἱ μὲν ἔ̣π̣ο̣ν̣θ' ἵνα πάντα τὰ θέϲφατα `πάντοτε´ μείνῃ

(Firm. Mat. *Math.* II 1, 1; II 4, 1)

(1.1) zodiacus orbis, in quo duodecim signa infixa sunt, per quem quinque planetae, Sol etiam et Luna cursus suos dirigunt, obliqua semper agitatione torquetur. (1.2) signa autem ipsa duodecim his nominibus nominantur: Aries, Taurus, etc.

(4.1) singula signa in tres partes diuiduntur, singulae autem partes habent singulos decanos, ut isnt in singulis signis terni decani, quorum singuli ex triginta partibus denas possident partes et dominium suum ac potestatem in X partes exerunt. sunt autem infinitae potestatis et infinitae licentiae et qui fata hominum suae potestatis auctoritate designent.

a col. i, 2 hiatus alibi uitatur <ἔν>ειϲιν temptaui
b 2 antea [δύνανται] uel [δυνατοί εἰϲιν] suppleui e.g. 3 et ὡρονόμ̣ο̣ι̣ϲ (sc. ἐϲτι) possis 4 κ̣ε̣ῖ̣νοι uel κλ<ε>ινοί παραϲχεδόθεν semel dictum, sed cf. A.R. 2.10, 859, Opp. Hal. 5.104, 4.442 5 παντοφό<ρο>ι correxi 6 θ' an τ' legendum? et εἰν ἰδίοιϲ θ' ὁρίοιϲ possis 9 ἔ̣π̣ο̣ν̣θ' uel ἔ̣π̣ο̣ν̣θ' uel ἔ̣π̣ε̣ι̣θ' immo uero ἔ̣ϲ̣ο̣ν̣θ' possis

λειτουρ[.] . . . . τειcπ̣ε̣ριειcινενα
ωρονο[. . .]κρατερ̣ον περιγαρ`τοι ζω´διονουτοι
εννεαλειτουργοι[.] . τολιην ελαχον
αλλοιδεcπ . . . [. .] . ι̣ν επαντελλοντεcομοιωc
. .] . . . τοιc ων . [. . .]π . . . . . αναπειρεcιοι

margo inferior

F 2 Hephaestio Thebanus, *Apotelesmatica* 2.2 Περὶ μοίρας ὡροςκόπου (uol. 1 p. 90.21-91.2 Pingree). Praecedit T 6.

ἐν τοῖc ἐλεγείοιc τάδε φηcίν·

ὡρονόμον δὲ μάθοιc ὥρηc ἄτερ ἄcτραcιν ἄλλοιc
    cκεπτόμενοc Μήνην καὶ μέγαν Ἠέλιον.
ἡμερινῇ γενέcει μὲν ἀπ' Ἠελίοιο νοήcαc
    οἴκου δεcπόζων ἔνθα βέβηκε θεόc,
κεῖθεν δὲ cτοιχηδὸν ἀριθμηθήμεναι ἄcτρα
    μέχρι Cεληναίηc ἀcτέροc ἱcταμένου,
πάντα δ' ἀπ' Ἠελίοιο διέκβαλε τοῦτον ἀριθμόν·
    εἰc ὅ τι δ' ἂν λήξῃ κεῖθι καὶ ὡρονόμοc.
χρὴ δὲ Cεληναίηc προτέρηc ἀνελέcθαι ἀριθμόν
    ὥρην νυκτερινὴν cκεπτόμενον θέματοc.
εἰ δέ κεν Ἠέλιόc γ' ὀλίγαc μοίραc ἔχῃ ἄcτρων,
    χρὴ τετράγωνα θ' ὁρᾶν καὶ διάμετρα τόπων.

cκέπτου, φηcίν, τὸν οἰκοδεcπότην τοῦ οἴκου ἐν ᾧ ἐcτιν ὁ Ἥλιοc ἐπὶ τῶν ἡμερινῶν γενέcεων καὶ ἀπ' αὐτοῦ ἀρίθμει τὰ ζῴδια ἕωc τῆc Cελήνηc τοῦ οἰκοδεcπότου καὶ τὴν ποcότητα τῶν ζῳδίων ἔκβαλλε ἀπὸ τοῦ οἴκου ἐν ᾧ ἐcτιν ὁ Ἥλιοc, καὶ εἰc ὃ ἂν ζῴδιον ἐκπέcῃ ἐκεῖ ὁ ὡροcκόποc.

F 1 b 11 in fine διονcυγγοι litt. inferiores 12] . τολ hasta uert. fortasse ad sinistram coniungitur 13 cπ . . . [uest. litterae rotundae (ο uel ρ), horizontalis in infima linea (δ uel ζ) 14]π . possis α uel ου
F 2 1 ὡρονόμον AP: ὡρονόμου N μάθῃc Salmasius: μοῖραν δὲ μάθοιc dub. Koechly ὥρηc AP: ὥραν N: ὥρην Koechly: ὅραc Cumont: ὁρίων, ἅπερ Ludwich 3 ἠλίοιο A ε super ἠ add.: ἠελίοι P νοήcαc A: ὠήcαc P: νοήcαιc Ludwich 5 ἐcτοιχηδὸν ANP: κεῖθεν δὲ Salmasius: κεῖθε δὲ δεῖ Ludwich 9 ἀνελέcθαι P: ἐνελέcθαι A 10 cκεπτόμενον A: cκεπτόμενοc P 11 γ' om. AN: τ' P, corr. Cumont Ἠέλιοc γ' Pingree, correxi ἔχει ANP, corr. Koechly 12 τόπον P 13 ἐπὶ - 16 Ἥλιοc om. P

λειτουρ[γ]ο̣ὶ̣ c̣ε̣μ̣ν̣ο̣ὶ̣ τρεῖc π̣ε̣ρίειcιν ἕνα
ὡρονό[μον] κρατερ̣όν· περὶ γὰρ \`τὸ {ι} ζῴ´διον
οὗτοι ἐννέα λειτουργοὶ [ἀ]ν̣τολίην ἔλαχον.
ἀλλ' οἱ δεcπό̣ζ[ου]c̣ι̣ν ἐπαντέλλοντεc ὁμοίωc
 ̣ ̣] ̣τ̣ο̣ιc ων ̣[̣ ̣ ̣ ̣]π ̣ ̣ ̣ ̣ ̣αν ἀπειρέcιοι

(Firm. Mat. *Math.* II 4, 4) quidam hunc locum uolentes suptilius explicare terna numina decanis singulis applicarunt, quos munifices appellandos esse uoluerunt [id est liturgos] ita ut per signa singula nouem possint munifices inueniri, ut ternis munificibus decani singuli praeferantur.

(4.5) rursus nouem munifices, quos singulis signis dicunt esse constitutos, per infinitas diuidunt numinum potestates; ab his enim dicunt repentinos casus, dolores, aegritudines, frigus febresque decerni et quicquid illud est, quod solet nec sperantibus nec scientibus euenire; per hos uolunt monstruosos ab hominibus edi partus. (4.6) sed hanc nos partem in isto institutionis libro necessario praeterimus; nam et Graeci, qui secreta istius conati sunt disputationis attingere, in primis uestigiis constitutionis istum tractatum cum quodam dissimulationis fastidio reliquerunt.

4, 4 appellandos A Kroll et all.: applicandos PR Monat [id est liturgos] secl. Monat

F 3 P.Oxy. LXVI 4504 recto (saec. III/IV uol. pap.)

→

col. i

]ω̣
]
]τ̣ρ̣ο̣ν

F 1 b 11 et ὡρονό[μων] possis 13 et ἀλλ' οἳ possis 14 fort. [θν]η̣τ̣ο̣ῖc
F 3 3]τ̣ρ̣ω̣ν fort. [ἄc]τ̣ρ̣ω̣ν cf. Manetho 5.7 ὑπ' οὐρανίων χοροῦ ἄcτρων

col. ii

. . . . [.]cθε . [.]υπολλακικαιπατεροc
——
οιc
δ . cπ[.]ζον[. . .] . μουπυροεντηνκειμενονευρων
οιcπροεειπατοπ . [. .]τουτ . βιηπα . εται
ητ'τονοcηδουλ[. .] . πο . ειρονοcηεπενιχρου
ηνδεκ . πριcθια . οιcπ . νν[.] . ιcιν . . λεcει
ηνδ . . ηcτιλβων . . . [. . .] . . . του . ετοποιο
κειμε . [. .]ωc[. . .]φη[. . . . . .] . [.]ιατ̀ρ΄εκεωc
αλλακριcε[. . . . .]αγειμεγα[.]αcφωναcτεδικαcτε
χειρονδηνερμειcυνπαρ[.]ηπυροειc
——
. . κρ[. . .] . . ειη . . ιφωcφ . ροcεινενιζωω
ν
τωδ . . . [. .] . . τυχηζωιδ[.] . οκρονοc
και πρω . [.] . . ουτωιcυναφηντευχηκυθερεια
——
καικρονικωιζ[.]ωζευcτυχηητεκυπριc
καιπυροιcολοοcκυπριν μηνηντ'εcαθρηcη
καιμουν[.]cφαινωντηνκεροεccανιδη
ηογεμητρυιημειξεταιαινοτατοc
ηνδεγυνηκατατουτοτυχητοcχημαγενεcθαι
. . . . ροcανδρ . λεξεταιηπατεροc
——
γεινονταιcτειραιτεκαιαcπερμοιπαλινανδρεc
μοιρανοτανμηνητηνδετυχηκατεχειν
ενθενιcημεριηνμεγαcηλιοcηλθενοδευων
ειδ[.]δο . [.]χα . . φ . [. . . . .]ρωιυποχθον[. .] .
ηδυτικωιcτειχωcικρονοcκυθερειαταποικο .
. . .] . . ερου[. .]ευccηπρο[. .] . . . . ερονκυ[.]ερη[

1 . . . [hasta uert. in summa linea, litt. triang., hasta uert. 2] . μου α uel λ 3 τοπ . [pars alta sinistra litt. rot. ε uel ο τουτ . litt. angusta 5] . ιcιν hasta obliqua χ uel κ . . λεcει hasta horizontalis in summa linea, uest. litt. rot. 6 δ . litt. rot.] . . . του . tres hastae uerticales, apex litt. triang. 7 κειμε . [uerticalis litt. angustae 10 ειη . . pars summa uerticalis, pars dextra litt. α uel λ 11 δ . . [hasta obliqua descendens, uest. duorum pedum] . . τ pes uerticalis, duae uerticales ν supra litt. κρ pars dextra litt. rot. 12 πρω . [in medio uerticalis litt. τ uel ι] . . ου uerticalis in parte dextra 18 . . . . ρ uerticalis inclinata, pedes duarum uerticalium, uerticalis in medio, pars inferior litt. rot. 22 δο . [apex in alta linea, fort. c uel κ [. .] . horizontales in extremis lineae et pars centralis uerticalis sinistrae, fort. c

col. ii

-⏑⏑-

. . . . [.]c θεί[ο]υ πολλάκι καὶ πατέροc·

οιc
δεcπ[ό]ζον[τα γ]άμου Πυρόεντ' ἢν κείμενον εὑρὼν
οἷc προέειπα τόπο[ιc] τοῦτο βίη πά[c]εται
ἥττονοc ἢ δούλ[ου] ὕπο χείρονοc ἠὲ πενιχροῦ,
ἣν δὲ Κύπριc θιάcοιc πανν̣[υ]χίcιν τ' ὀλέcει.
ἢν δ' εἴη Cτίλβων . . . . [. . .] ἐπὶ τοῦδε τόποιο
κείμεν[οc] ὥc[περ ἔ]φη[ν . . . . .] . [.]ι ἀτ'ρ'εκέωc·
ἀλλὰ κρίcε[ιc ἐπ]άγει μεγά[λ]αc φωνάc τε δίκαc τε,
χεῖρον δ' ἢν Ἑρμεῖ cυνπαρ[έ]η Πυρόειc.

ἢν Κρ[ονί]ων εἴη καὶ Φωcφόροc εἰν ἐνὶ ζῴῳ
ὧν
τῷ δ . . . [. .] . . τύχη ζωιδ[ί]ῳ ὁ Κρόνοc
καὶ πρώτ[ω]ι τούτωι cυναφὴν τεύχη Κυθέρεια

καὶ Κρονικῶι ζ[ῴ]ῳ Ζεὺc τύχη ἥ τε Κύπριc
καὶ Πυρό<ε>ιc ὀλοὸc Κύπριν Μήνην τ' ἐcαθρήcη
καὶ μοῦν[ο]c Φαίνων τὴν Κερόεccαν ἴδη,
⟨ ⟩
ἢ ὅ γε μητρυιῇ μείξεται αἰνότατοc.
ἢν δὲ γυνὴ κατὰ τοῦτο τύχη τὸ cχῆμα γενέcθαι,
μητέροc ἀνδρὸ<c ἐῆc> λέξεται ἢ πατέροc.

γείνονται cτεῖραί τε καὶ ἄcπερμοι πάλιν ἄνδρεc
μοῖραν ὅταν Μήνη τήνδε τύχη κατέχειν·
ἔνθεν ἰcημερίην μέγαc Ἥλιοc ἦλθεν ὁδεύων
εἰ δ[.]δο . [.]χα . . φ . [. . . . .]ρωι ὑποχθόν[ιο]c
ἢ δυτικῶι cτείχωcι Κρόνοc Κυθέρεια τ' ἄποικοι
. . .] . . ερου[. .]ευccηπρο[. .] . . . ερον Κυ[θ]έρη[

3 βίη πά[c]εται sc. τοῦτο Rea per litteras: βίη scripseram 6 ἄρχ[ων] possis 7 ὥc[περ ἔ]φη[ν] Parsons: ὡc [προέ]φη[ν] scripsi: ὡc [νύμ]φη Clarysse [φθείρ]ετ[α]ι uel [φαίν]ετ[α]ι uel [πράττ]ετ[α]ι uel sim. 11 τῷ δ' ἄγχ' [ἄρ]τι temptaui ὧν post ζωιδ[ί]ῳ ad inserendum, non ad substituendum additum duxi 12 πρώτ[ω]ι et πρώτη possis 15b <ἢ τότε μητρί> e.g. suppleui 18 ἀνδρὸ<c ἐῆc> inserui: et <κηδέcτηc> uel <πατρυιὸc> λ. immo uero <ἔρον> δέξεται uel < ἔροc φ>λέξεται consideraui

Firm. Mat. *Math.* VI 29, 23-30, 3

(23) Nam si Saturnus nuptialis signi dominus fuerit inuentus, aut a patre aut <a> patruo aut a uitrico stuprum uirgini praeparatur, aut a sene aut a seruo. si uero nuptialis signi dominus Mars fuerit effectus, et sic et ipse fuerit sicut diximus positus, cum quadam uiolentia flos uirginitatis eripitur. (24) si uero Venus nuptialis signi domina fuerit effecta, et sit etiam ipsa sic ut diximus posita, in nocturnis sacrorum uigiliis spontaneum stupri crimen admittitur. si uero Mercurius nuptialis signi dominus fuerit <***> ante collocatus, promissionum captae persuasionibus uirginitatem suam desiderio corruptoris addicunt. sed ex occasione et crimina concitantur, et tumultus seditiosae uocis infertur. et fiunt maiora periculorum discrimina, si cum Mercurio Mars fuerit inuentus.

(30, 1) Si in Saturni signo Iuppiter et Venus simul positi easdem possederint partes, et Saturnus in uicino sit signo, id est in secundo fuerit inuentus, ut ipse primus coniunctionem Veneris uenientis <ex>cipiat, et Mars Lunam respiciens quacumque Veneri radiatione iungatur, Saturnus etiam Lunam pariter aspiciat, et Sol sit in MC., Luna et horoscopo in Cancro constitutis [si], incesto furoris ardore et potestatis alicuius praesidio subleuati matrum suarum conubia sortiuntur, aut nouercas suas praepostero mentis ardore; cupiditate possessi ad consortium tori genialis inuitant. si uero mulieris fuerit ista genitura, matrimonii gratia haec eadem mulier aut patri iungetur aut uitrico. talem Oedipodem habuisse genituram antiquae ferunt memoriae lectionum. fuit enim horoscopus in Cancro, Sol in Ariete, Saturnus in Piscibus, Iuppiter et Venus in Aquario, Mars in Libra

<a> et <***> lacunam Kroll et all. sed Kroll et all.: et ADNW

col. iii

margo superior

ηṿ[
c̣ụ[
[
[
[
[
ẹ[
η . [
✳ c̣ụṿ[
——
ε̣ι̣ṿ[
δ̣ευ[
[
[
[
[
[
[
[
[
κα ̣[
καιφ̣[

In margine sinistro iuxta l. 9 et l. 10 coronis legitur.

col. iii
margo superior
ἦν [
ϲ̣υ̣[
[
[
[
[
ε̣[
η . [
* ϲ̣υν̣[
――――
ε̣ι̣ν̣[
δ̣ευ[
[
[
[
[
[
[
[
[
κα ̣[
καὶ Φ̣[

1 e.g. ἦν [δὲ] e.g. suppleui 9 infra lineam paragraphos, asteriskos (coronis?) in margine textu quidem cohaerente 10 fort. ειν pro ἐν legendum 21 καὶ Φ̣[αέθων] uel Φ̣[αίνων] e.g. suppleui

Luna in nebula Cancri, Mercurius cum Sole. (2) si in finibus Mercurii Luna fuerit inuenta, et masculini generis sidus acceperit, praesertim si in Aquario fuerit inuenta, nec Venus Ioui trigonica radiatione iungatur, qui sic has stellas habuerint, numquam filios sortiuntur. (3) si in aequinoctialibus <signis> Luna in horoscopo fuerit inuenta, id est in Ariete uel Libra, Iuppiter uero et Mars partili societate coniuncti in MC. uel in occasu fuerint collocati, Venus uero et Saturnus in Capricorno uel Aquario pariter constituti et eundem partium numerum possidentes Martem et Iouem qualibet radiatione respiciant, facient steriles effeminatos et abscisos gallos, religionum caerimoniis seruientes. (4) Si in domo Veneris aequata partis societate coniuncti Saturnus et Mars pariter fuerint constituti, occasum uel IMC. possidentes, et in diametro eorum Venus in domo Martis posita Saturno et Marti aequata partis sit ratione contraria, haec stellarum ordinatio eunuchi genituram nobis ostendit. (5) Si Mars et Luna diametra sibi fuerint radiatione contrarii, et easdem ambo in diametro constituti partes accipiant, Venus uero in dextro eorum quadrato fuerit constituta, et Venerem de diametro Saturnus respiciens ut Venerem quidem de diametro, Lunam uero et Martem de quadrato respiciat, et Mercurius MC. possederit, post ex hac stellarum mixtura aut steriles aut hermaphroditi aut certe generantur eunuchi.

(1) <ex>c. [si] et (3) <signis> add. et dell. Kroll et all. in A. uel L. Ald., Kroll et all.: in A. et L. ADN eundem Kroll et all.: eumdem Monat 5 *bis* Venerem Kroll et all.: Venus ADN

F 4 P.Oxy. LXVI 4503 uerso (saec. II ex.-III in., cod. pap.)

a ↓

] . [
] . . . . [

b ↓

μ̣[ ] . . . . ϲ̣ . . ν̣ [. . . . .] . . . . ρ̣ .
. . . ναλλωνοωοϲ̣ . ϲκοπ̣εϲι . β̣ι̣ο̣υ̣ . . ν̣[.] . . [
χρηγαρτοινοειντα ζωδιεν . . ϲ̣ι̣τ̣ε̣τευχα[
τουϲτεπαρονταϲοπωϲοιτινε̣ϲειϲιμαθων
ητιναεκ̣τελεϲο̣υ̣ϲ̣ι̣περιϲταϲιναγγειλειαϲ
ρειαδιακρεινων ϲκεψινετητυμ̣ιηϲ
αυτικαγαρ κυθερειεμεϲουραν`εου . α΄κρο . ω̣ϲ̣`υ̣ν̣΄
ενιδιοιϲιτοποιϲτουπυροεντοϲατε̣ρ
ϲυμβιονου πενιχρανουπρεϲβυτεραντε`διδω΄ϲι
κεντρον . . ηνδυναμινα̣ν̣τ̣ο̣ποϲε . . . ε̣τοπου
ουπαντωϲδεκορην αλ . . χ̣ηρ̣α̣ . . ενεαντε
ϲυντοι καιβιοτω νηδιεδωκα . [. . .]ν
ειδετοποϲκακοεργονεν[.] . ϲ̣` . ονα . . ν΄μεθοδευει
π . ντω̣ϲτου̣ϲ̣ αγ̣αθ̣ο̣υ̣ϲ̣α̣ϲ̣ϲε̣[. . .]υ̣θυτοποϲ
. . . ϲθλοϲμετ̣αγειν̣οι . [. . . .] κ̣α̣υ̣ε̣ϲ̣ι καιɩ[.] . [

margo inferior

b 2 . ναλλ pars superior litt. rot. fort. ε 3 εν . . litt. rot., hasta uerticalis 7 κρο . hasta uerticalis sinistra 11 χ̣ηρα̣ . supra α fort. accentum grauem addidit altera manus atramento fusco 12 θ scripta supra δ alteram litterarum διεδ̣ωϲ̣αν̣ α . [uest. κ et ν non permittunt 13] . ϲ̣ litt. rot. ε uel ϲ ` . ονα . ν΄supra μεθοδ leguntur, fort. τ, pars inferior litt. rot. ο uel ω 15 . . . ϲ apex in summa linea sicut pars superior litt. rot., tres hastae uerticales οι . [pars sinistra litt. λ uel α, etiam ε] . κ̣ fort. ε] . [arcus supra lineam sicut ο suprascripta

F 4 P.Oxy. LXVI 4503 uerso (saec. II ex.-III in., cod. pap.)

a ↓

] . [

] . . . . [

b ↓

μ[ ] . . . . c . . ν . [. . . . .] . . . . ρ .

. . . ναλλωνοωοc cκοπεcι βιου . . ν[ ] . . [

χρὴ γὰρ τοι νο<έ>ειν τὰ ζῴδι' ἐν οἷcι τέτευχα[ν
τούc τε παρόνταc ὅπωc οἵτινέc εἰcι μαθὼν
ἢ τίνα ἐκτελέcουcι περίcταcιν ἀγγείλειαc
ῥεῖα διακρίνων cκέψιν ἐτητυμίηc.
αὐτίκα γὰρ Κυθέρεια μεcουραν`έουcα´ Κρόνῳ c`ὺν´
ε<ἰ>ν ἰδίοιcι τόποιc τοῦ Πυρόεντοc ἄτερ
cύμβιον οὐ πενιχρὰν οὐ πρεcβυτέραν τε`δίδω´cι,
κέντρον ὅcην δύναμιν ἀντ' ὀπὸc ἔcχε τόπου,
οὐ πάντωc δὲ κόρην, ἀλλ' ἢ χήραν τε νέαν τε
cύν τοι καὶ βιότῳ νὴ Δί' ἔδωκ' ἄλ[οχο]ν.
εἰ δὲ τόποc κακοεργὸν εν[ ] . c` . ονα . . ν´μεθοδεύει
πάντωc τοὺc ἀγαθοὺc αcce[. . .]υθυ τόποc
ἣν ἐcθλὸc μεταγεινοι . [. . .] . καυεcι και[.] . [

margo inferior

b 3 νο<έ>ειν inserui 7 Κυθέρεια correxi 8 ε<ἰ>ν inserui 10 ὅcην legit Coles et ⟦ο⟧ Νόccιοc temptaui pro ἀντ' ὀπὸc 12 θ scripta supra δ alteram uerbi διαδωcαν 14 αcce[temptaueris ἀπε[[ε]ὐθύ possis

Firm. Mat. *Math.* VI 30, 6-7

(6) Si Saturnus et Venus in signo uel in finibus Veneris pariter constituti MC. possederint partem, et Mars ab his alienus fuerit effectus, aut pauperem ista coniunctio aut prouectae aetatis decernit uxorem. si uero sic Saturnum et Venerem constitutos trigonica Iuppiter radiatione respiciat, uel si cum ipsis fuerit inuentus, ex isto Iouis testimonio uidua quidem uxor decernitur, sed diuitiarum affluentia copiosa.

(7) Sin Venus in MC. pariter cum Ioue fuerit inuenta, sociato ista adulterio cognitam decernit uxorem. si uero his pariter constitutis Mercurii stella ad hoc idem sonsortium partis accesserit, et hoc marito relicto quam adulterio fuerat interueniente sortita, ad alterius mariti rursus nuptias transit, et hoc aut iuuenis amore capta perficiet, aut pauperis cuiusdam secuta concubitus, aut ignobilis concubitus humilitatem prona mentis cupiditate desiderans, ut omnifariam praui amoris illecebris inferioris uiri consortium sortiatur.

7 *ista* ante *sociato* transpp. Kroll et all.

F 5 P.Oxy. LXVI 4505 (saec. II ex.-III in. uol. pap.)

a →

margo superior

]καϲιγνητων ειϲγαμονη ̣[
ευχαριτοϲαν θρωπου και ̣[
]ν ειϲτετραγ̣ωνον επαν ̣[
]η ευπρακτουϲπροϲφιλε ̣[
]τ̣ουϲαλοχοιϲιφιλοιϲχαριε̣[
]τ᾽τονδηνεϲϊδητ̣ηνκυ̣[
πεπαιδευμ̣ενουκαιφι ̣[
] ̣νκαιπ̣[̣ ̣] ̣ειϲ κ ̣[

b →

] ̣[ ] ̣ ̣ ̣[
] ̣ν ̣[̣ ̣ ̣ ̣ ̣ ̣ ̣ ̣ ̣ ̣]αγων[
ω
]ονδ᾽ημηναϲχηματριγω[
] ̣ιοϲδανατοι φορεην βιοτ[
]δεκατονδεϲϊδηνθεματ̣[
]υθ᾽ενι θειϲ ειϲητονταδεμ̣[
]ηθηχαριενταφιλουϲηδιϲτ[
] ̣ντοιηϲ αρετηϲ καιϲοφιηϲ̣μ[
]υ̣θωντερητηραταχυνπρ ̣[
]ε̣νναιο̣ντρηχυνδεινο̣να ̣[

v
>Γ<
^

]περιτουδεϲποτου̣
]τ̣ουθεματοϲ

margo inferior

a 1 η ̣[hasta uerticalis litt. ν uel γ 2 ι ̣[apex in summa linea et pes pergens in sinistram partem, possis μ 3 ν ̣[curuamen et iugum litt. μ 4 ε ̣[pars infima litt. rot. uel α 8 ω cum ν coniuncta] ̣ε summa pars dextra litt. rot. uelut ο et ϲ κ ̣[hasta obliqua litt. λ uel α
b 1 ̣ ̣[pars inferior litt. rot. uelut ε potius quam ϲ, hasta uerticalis usque ad infimam lineam 2] ̣ν pars dextra litt. rot. ο uel ω 3 ω uaria lectio litt. ο uidetur 4] ̣ι hasta obliqua 8 hasta obliqua 9 ρ ̣[summa pars hastae uerticalis 10 α ̣[hasta horizontalis descendens in summa linea, γ potius quam ν
a 1 suppleui collato Maneth. 4.407 in fine ἠγ[άγετο] uel ἤ τ̣[ε Κύπριϲ] 3 [δεξιὸ]ν Jones Μ̣[ήνην Ἀφροδίτη] uel Μ[ήνην ἐϲαθρήϲῃ] e.g. suppleui 4 [εἰϲίδ]η uel [Ἀφροδίτ]η et finem suppleui 5 [τιμη]τοὺϲ uel [ἱμερ]τ̣οὺϲ Parsons finem suppleui 8 Π[υρ]ό̣ειϲ Jones alia suppleui collato **F 3 b** 10

F 5 P.Oxy. LXVI 4505 (saec. II ex.-III in. uol. pap.)

a →

margo superior ⏑ ⏑ -

[καὶ δὲ] καϲιγνήτων εἰϲ γάμον η ̣ [

Εὐχάριτοϲ ἀνθρώπου καὶ ̣ [

δεξιὸ]ν εἰϲ τετράγωνον ἐπὰν Μ[ήνην Ἀφροδίτη

εἰϲίδ]ῃ, εὐπράκτουϲ προϲφιλέα̣[ϲ τε φέρει

τιμη]τοὺϲ ἀλόχοιϲι, φίλοιϲ χαρίε[νταϲ ἅπαϲιν.

κρεῖ]ττον δ' ἣν ἐϲίδῃ τὴν Κυ̣[θέρην Κρονίων.

Πεπαιδευμένου καὶ φιλ̣[ολόγου

Cτίλβ]ω̣ν καὶ Π̣[υρ]ό̣ειϲ κα̣[ὶ Φωϲφόροϲ εἰν ἑνὶ ζῴῳ̣

b →

] ̣ [ ] ̣ ̣ ̣ [

̣ ̣ ̣]ο̣ν κ[̣ ̣ ̣ ̣ ̣ ̣ ̣ ̣ ̣ ̣ ̣ ̣]αγων[

ω̣

̣ ̣ ̣]ον δ'ημηνα ϲχῆμα τρίγω[νον

'Ηέ]λ̣ιοϲ ανατοι φορεην βιοτ[
̣ ⏑ ⏑ - ⏑ ⏑ - -

ἣν] δέκατον δ' ἐϲίδῃ {ν} θεματ̣[

τα]ῦ̣θ' ἐνὶ θεὶϲ εἴϲῃ τὸν τάδε μ̣[ειρόμενον·

εὐ]ήθη, χαρίεντα, φίλουϲ ἥδιϲτ[α ποιοῦντα

π]α̣ντοίηϲ ἀρετῆϲ καὶ ϲοφίηϲ μ̣[εγάληϲ

μ]ύ̣θων τε ῥητῆρα ταχὺν πρη̣[ϲτῆρα φέροντα,

γ]ε̣νναῖο̣ν τρηχὺν δεινὸ̣ν ἄγ̣[οντα δίκην.

>Γ<

] Περὶ τοῦ δεϲπότου

τοῦ τρί]τ̣ου θέματοϲ

margo inferior

b 2 [τετρ]αγων[possis 4 δ' ἀνά τοι φορέη {ν} βιότ[οιο δυνάϲτην] e.g. suppleui, et βιοτ[οϲκόποϲ] considerandum, cf. Maneth. IV 572 6 [τα]ῦ̣θ' uel το]ῦ̣θ' dubito, an ἐνιθεὶϲ legendum θ' perperam assimilata μ̣[ειρόμενον] uel μ̣[αιόμενον] uel μ̣[ιϲγόμενον] 7 ἥδιϲτ[α ποιοῦντα] Parsons: ἥδιϲτ[ον ἔπεϲϲιν uel ἀκούειν] suppleui 8 μ[εγάληϲ] uel μ[έτοχον] uel μ[έροπα] 9 πρη̣[ϲτῆρα φέροντα uel -ρι ὅμοιον] potius quam πρη̣[κτῆτά τε ἔργων] 10 ἄγ̣[οντα δίκην] e.g. suppleui 13 [τοῦ τρί]τ̣ου uel [καθ' ἑκάϲ]τ̣ου e.g. suppleui

Firm. Mat. *Math.* VI 30, 20-23

(20) Si Luna in MC. fuerit inuenta, et in IMC. Venus constituta partili Lunam radiatione respiciat, ista coniunctio incestae cupiditatis ardore sorores fratribus iunget uxores. (21) Si in dextro quadrato Lunae Venus fuerit collocata, faciet homines ad omnia officia negotiorum praeparatos, qui sibi multarum amicitiarum praesidia conquirant, et quos uxores fido diligunt semper affectu, et facit omnibus amicis amabili caritate coniuntos. sed haec fortius conualescent, si unum de duobus trigonica Iuppiter radiatione respiciat. (22) Si horoscopus in signo Virginis fuerit inuentus, et in eadem hora Mars et Mercurius et Venus partiliter fuerint collocati, Iuppiter uero in occasu collocatus Piscium possederit signum, et his qui in horoscopo sunt partili radiatione iungatur, Sol uero in anafora horoscopi, id est in Libra, sit constitutus, et Luna quintum ab horoscopo locum in Capricorno consitututa possideat, Saturnus uero in nono ab horoscopo loco positus signum Tauri teneat, qui sic hos omnes habuerit talis erit orator, ut in modum fulminum dictorum eius sententiae proferantur, ut pro arbitrio eius multitudinis animi aut quiescentes excitentur, aut incensi facile mitigentur. talia etiam erunt eius dicta, ut haec ad augmentum et ad nutrimentum ingenii sui posteritas contentiosa animositate perdiscat. talis orator † apud Madedonem Philippum non armorum ui sed orationis licentia persequebatur, et ut manifestius explicemus: haec genitura diuinum Demostheni inspirauit ingenium. (23) *continuatur narratio Firmici*

20 incextae A Monat: -ta ON 22 horoscopus ... inuentus DN Monat: hora ... inuenta A Kroll et all. crucem Kroll et all. Philippum armorum A: philosophum annorum DN sed Kroll et all.: septem ADN

liber IV (?)

F 6 P. Schubart 15 (P.Berol. inu. 9587, saec. III, uol. pap.)

→

col. i

desunt uu. fere 4

]η
]
]η̣ρ̣η̣ϲ
]
] . υ̣ν̣η̣
] . . .
] . δ . . . . μ̣ε̣ι̣τ̣α̣ι̣
] . ϲτατρεχη̣
] . ο̣ι̣ . . . ϲονω . . . . μοι̣χ̣ου
] . . . . . . β̣ρ̣αδ̣υ̣ϲ̣
]τοι . . . ηπυρροεντοϲ
]αρ̣`γ´αλεη̣ϲ
]μελ . ε̣ϲ̣ε̣ϲ̣ϲ̣ε̣τ̣αιο̣ι̣κ̣τ̣ρωϲ
]ατεμνομε̣ν̣η̣
] διϲώ̣μ̣ο̣ιϲ
]ε̣ι̣ϲ
] . ϲτε̣χ̣ν̣ουϲα
]ην
]φαινων
]θεμα[
]ρονο[

desunt 11 uu. uel plures

liber IV (?)

F 6 P. Schubart 15 (P.Berol. inu. 9587, saec. III, uol. pap.)

→

col. i

desunt uu. fere VI

]η
]
Κυθ]ήρης
]
] . υνη
] . . .
] . δ . . . . μειται
] . στατρέχη
] . οι . . . . σονω . . . . μοιχοῦ
] . . . . . . βραδύς
]τοι . . η Πυρρόεντος
] ἀρ`γ´αλέης
]μελ . ες ἔσσεται οἰκτρῶς
δι]ατεμνομένη
ἢν δὲ μεσουρανέῃ Φαέθων ζῴοισι] δισώμοις
]εις
] . στεχνουσα
]ην
] Φαίνων
] θέμα[τος
ἢν δὲ τύχοι βεβαὼς Πυρόεις ὑπὲρ ὠ]ρονό[μοιο
desunt XI uu. uel plures

Firm. Mat. *Math.* VI 31, 78-85
Si in duplici signo Iuppiter collocatus si MC. cardinem teneat, et eum in Saturnus positus diametra ratione respiciat, et Luna Saturno societatis confunctione iungatur, ab extraneis adoptati hereditatis titulo patrimonium quaerunt, fiant eorum legibus filii, quibus natura filios denegarat. (79) Si in MC. Mars et ut Saturnus et Venus aequata sint partium societate coniuncti, et his quartus Mercurius testis accedat, meretrices efficient, quae detrimento nundinati pudoris et prostituti corporis gratia miserum quaestum per diessingulos quaerunt. Si uero masculi fuerit ista genitura, effeminati furoris ardore muliebribus implicabitur libidinum uitiis. (80) Sin in horoscopo Sol et Mars simul fuerint inuenti, et in IMC. Saturnus positus quadrata eos radiatione re spiciat, Luna uero in MC. collocata Saturnum per diametrum, Solem uero et Martem respiciat per quadratum, paricidalia parentum circa filios semper exagitat. (81) Si Mars in horoscopo fuerit constituus, et in VI. ab horoscopo loco Iuppiter sit

col. 1, 7]αργη uel]ηρης Schubart: [Κυθ]ήρης Weinstock 13 μοιχοῦ uel μόνχος Schubart 14 βραδύς ad Φαίνωνα uel νόστον refert Weinstock 16 [μητέρος] uel [εὔνιδος] uel [λήξεται] uel [ἔσσεται] e.g. Weinstock 17 ἔσσεται οἰκτρῶς Weinstock 19 [ἢν δὲ μεσουρανέῃ Φαέθων ζῴοισι] Weinstock collato Firm. Mat. *Math.* VI 31, 78 24 θέμα[τος] Weinstock 25 ἢν [δὲ τύχοι βεβαὼς Πυρόεις ὑπὲρ ὠ] e.g. Weinstock collato Firm. Mat. *Math.* VI 31, 81 [ὠ]ρονο[μήσῃ] uel [ὠ]ρονό[μοιο] Weinstock

col. ii

margo superior

. . . .]ονκυμ[. . .
. . . .] [. . . . .]νοcφ[.]εθων
. . . . . .] . . [. .]ομ . [. . .]προτατον[.]θεμα [. . .
ειδ[. .]νενκρειω[. . .]νοωνπυροε[. .]
. . . [. . .]νιμ[.]ν πη[. . . .]καιευε[.]δηcκυθερει[
δου[.]ηνηγραιανηπανατειμοτατην
cυμβιονα . οετειειηκαιcτιλβωνδεπαρειη
πορ[. .]cειcθαλαμουcι[.]ταιωcαλοχο[
ειτο[. .]ωνουτωcοντωνωcπροcθενελεχ[
ευφ[. . .]ηcμηνηκεντρονεχηκορυφηc
και[. . . .]τροcκοιτημειξεταιουχοcιωc
αι[. . . . .]ανεcτηντροπικωζωδιωδυνοντοc
cυν[. . .]οιcτιλβωνλη[.]cτουτοδεcτιθεμα
γαιη[. .]αλλοδαπηπορθω[.]χειρεccιμιαcμα
ρεζε[. .]οιφονικονκουμαθεουc[.]θεμ[
cτιλβωνκαιμηνηκα[. . . . .]δηcκυ[. . .]εια
δαι[.]ονοcεινα[. . .] . [. . .]διωιcταμ[. .]οι
θηλε[.]ενζωωα[. . . . .]ριγωνοcυπ[. .]χη
μουc[.]υργοιχυ[
cτιλβ[.]νκαιπα[
ειvεπ[. .]τοι ζωc[
ηεεμ[. .]ουρανε[
ρεζο[. .] . ω . [

26 κῦμ[α Schubart 27 [αἰγίο]χοc Weinstock contra uest. 28 ὄμμ[α cons. Schubart 29 ει δ' [οὐ]ν Schubart: [ἔε]ν Maas apud Weinstock: [ἔτυχ]εν Weinstock spatio longius [ὡρο]νο<μ>ῶν Weinstock 30 [Φαίνω]ν Weinstock Κυθέρει[α] Weinstock: αἰθερ- Schubart 31 δού[λ]ην Weinstock 32 -εται Weinstock: -ετει P: α οετει uel φοετει Schubart (secundum sensum ἀφίεται proponens): -ετερείη scripsi 35b [μαινόμενοc] et [ἐc φιλότητ' ἀκόρεcτοc] uel [πανάθεcμοc] e.g. Weinstock collato Firm. Mat. 6. 31.82

col. ii

margo superior

. . . .]ονκυμ[. . .
. . . .] . [. . . . . .]νος Φ[α]έθων
. . . . . .] . . [. .]ομ . [λαμ]πρότατον [.] θεμα [. . . .
εἰ δ' [ἔε]ν ἐν Κρειῷ [. . .]νοων Πυρόε[ις]
. . . [. . .]νιμ[.]ν πη[. . . .] καὶ εὐε[ι]δὴς Κυθέρει[α]
δού[λ]ην ἢ γραῖαν ἢ πανατιμοτάτην
σύμβιον α . οετει εἰ ἢ καὶ Στίλβων δὲ παρείη
πόρ[νη]ς εἰς θαλάμους ἴ[ε]ται ὡς ἀλόχο[υ]
εἰ το[ύτ]ων οὕτως ὄντων ὡς πρόσθεν ἐλέχ[θη]
35a εὐφ[εγγ]ὴς Μήνη κέντρον ἔχῃ κορυφῆς
35b ⟨μαινόμενος ⏑ ⏑ - ⏑ ἐς φιλότητ' ἀκόρεστος⟩
καὶ [θυγα]τρὸς κοίτῃ μείξεται οὐχ ὁσίως
αι[. . . .]ανεστην τροπικῷ ζωδίῳ δύνοντος
συν[νεύ]οι Στίλβων λη[ι]στοῦ † τόδ' ἐστι θέμα
γαίῃ [ἐν] ἀλλοδαπῇ πορθῶ[ν] χείρεσσι μίασμα
ῥέζε[ι .]οι φονικὸν κοὐ μὰ θεοὺς [ἃ] θέμ[ις]
Στίλβων καὶ Μήνη κα[ὶ εὐει]δὴς Κυ[θέρ]εια
Δαί[μ]ονος εινα[. . .] . [. ζῳ]δίῳ ἱστάμ[εν]οι
θήλε[ϊ] ἐν ζῴῳ α[. . . . . . . τ]ρίγωνος ὑπ[άρ]χῃ
μουσ[ο]υργοὶ χυ[
Στίλβ[ω]ν καὶ Πα[φίη μετὰ Μήνης καὶ Πυρόεντος
εἰνεπ[. .]τοι ζωσ[
ἠὲ ἐμ[. .] οὐρανε[
ῥεζο[. .] . ω . [

36 [θυγα]τρὸς Weinstock 37]ανεστην uel ανεγγην Schubart: [Τιτ]ᾶνος Weinstock 38 συν[νεύ]οι uel σύν [τ' αὐτ]οῖς <Σ>τ- Weinstock: συν[δύν]οι Pfeiffer apud Weinstock † posuit Weinstock metri causa 40 [μ]οι uel [τ]οι Schubart 41 κα[ὶ εὐει]δὴς Κυ[θέρ]εια Weinstock: [ἀλ]δήσκε[ιν] dub. Schubart 42 ἦν Ἀ[γαθοῦ] Weinstock [ζῴ]διῳ ἱσταμ[εν]οι Weinstock 44 χό[ρηγ-] dub. Neugebauer/van Hoesen 45 Πα[φίη μετὰ Μήνης καὶ Πυρόεντος] e.g. Weinstock collato Firm. Mat. 6. 31.85 47 ⟦ε⟧ μ[εσ]ουρανέ[οντες ὁμοῦ] Weinstock 48 ῥέζο[υσ'] ὀ[ρχηστὰς] Weinstock

collocatus, et Luna cum Mercurio et Venere MC. partem aequata coniunctionis societate possideat ex ista coniunctione praeclarae nobilitatis decernuntur insignia. (82) Si hora in Ariete fuerit inuenta, et illic Mars Saturnus pariter et Venus <***>, Sol etiam illis in eodem signo <***>, ancillam aut anum decernit uxorem, aut certe humilem et omni constituti in occasu fuerint inuenti, et his tertius dignitatis praesidio destitutam. Quodsi sic positis Mercurius accedat, et meretrices publicas ad matrimonium tori genialis adducunt. Quodsi his omnibus sic sicut diximus constitutis in MC. Luna fuerit inuenta, incesto furoris ardore et nefaria mentis cupiditate possessos ad filiarum concubitus uenire compellunt. (83) Si Mars et Sol in tropico signo in eodem loco Mercurius accedat, efficiunt latronem sed qui in peregrinis locis exercens latrocinia sanguine cruentetur. Sed hic idem in eodem facinore ex ista stellarum societate detectus, seuera animaduersione percutitur. (84) Si in XI. ab horoscopo loco Mercurius et Luna et Venus pariter fuerint collocati, et sit feminini generis signum, et Mars eos trigonica radiatione respiciat, musicos faciunt, qui lyrae uel citharae neruos dulci semper modulatione percutiant. (85) Si in horoscopo Mercurius et Mars et Venus et Luna simul fuerint collocati, uel in MC., saltatores pantomimos efficient gratia uenustatis ornatos. Si uero hos Iuppiter sic collocatos prospera radiatione respiciat, his ipsis gloriam ex populari iudicio largitur, praesertim si istis sic positis Saturnus bonum testimonium commodarit.

82 lacunas statuerunt Kroll et all. 84 citharae neruos Kroll et all.: aere neruos D: here neruos A: ereneruos N

ηε̣αν̣[
κα̣ ̣ ̣[
ειϲ ̣[̣ ̣] ̣ ̣[
ακθ̣ενη[
αϲτηρ ̣ ̣ ̣[
μοιρανεφεϲτη̣[
ηνδε[̣ ̣]χηϲυνο̣δ̣[
ωρονο[̣]ονδολο[
οϲμεν̣δ̣ι̣αμετρε[
ζωδι[̣]νειϲημεριν̣[
υγραιϲιννουϲοιϲι κ̣α̣[
 ̣ ̣ ̣ ̣ ̣ ̣ ̣ ̣ ̣]ϲ̣μ̣[̣]λευϲ[

uest. unius lin.

58 litt. ζ maxime aucta in initio lineae

ἢ ἐ̣άν̣[
κα̣ . . [
ειc̣ [. .] . . [
ακθ̣ενη[
ἀcτ̣ὴρ . . . [
μοῖραν ἐφεcτη̣[κ
ἢν δὲ [τύ]χη̣ cυνο̣δ̣[ο
ὡρονό[μ]ον δ᾽ ὀλο[ὸc κατέχη Φαίνων Πυρόειc τε,
ὃc μ̣ὲ̣ν̣ δ̣ιαμετρε[ῖ
ζώδι̣[ο]ν̣ εἰcημέριν̣[ον
ὑγραῖcιν νούcοιcι κ̣α̣[
. . . .]c̣μ̣[.]λευc[

uest. unius lin.

56 δ᾽ ὀλο[ὸc κατέχη Φαίνων Πυρόειc τε] e.g. Weinstock: δολό[εντα] Schubart 58 lege ἰcημέρινον Schubart [κατέχη] e.g. Weinstock

Fragmenta loci incerti

F 7 Rhetorius, Περὶ πράξεως καὶ ἐπιτηδεύματος, CCAG II 190.15-21, CCAG VIII/4.208,2-8.

περὶ οὖν τούτου τοῦ κεφαλαίου (sc. περὶ πράξεως καὶ ἐπιτηδεύματος) ἐπαινῶ καὶ τὸν Ἀνουβίωνα εἰρηκότα οὕτως·

ἐν πράξει πρῶτον ζήτει cίνοc· ἐκ γὰρ ἐκείνου
οὔτε τέχνην λαμπρὰν οὔτε τύχην ἔπορε

καὶ ὅτι δεῖ τὸν πρῶτον τὸν πρακτικὸν τὸν περὶ cίνουc λόγον ἐξετάζειν, ἐπεὶ πῶc οἷόν τε τὸν ποδαγρὸν ἀθλήτην γενέcθαι ἢ τὸν χειραγρὸν cκυτέα ἢ τὸν τυφλὸν ῥάπτην.

F 8 Anon. Περὶ ἐπεμβάcεων, CCAG II 203.3-36

(a) πολλάκις ἀζυγίας ὤλεσεν ἠϊθέους. (3)
(b) αἰζηῶν ἀγαθῶν τὰ <πάντα> μέγιστα διδοῖ (10)
(c) Κύπριδι γὰρ χαίρει νικώμενος ὄμβριμος Ἄρης. (26)

Ὁ Ἄρηc εἰc Ἑρμῆν ἢ βλάβην ἢ νόcον καὶ ἐν πᾶcι τοῖc ἄλλοιc κακόc,

(d) οὐδὲ φέρει νίκην ἀνδρὶ δικαζομένῳ (28)

ὁ Ἑρμῆc δὲ εἰc Ἀφροδίτην (sc. ἐπεμβαίνων) κρείττων εἴc τε βίον καὶ τέχνην καὶ γάμον καὶ φιλίαν,

(e) κἀν ἄλλοιc ἔργοιcιν ὀνήμενοc· ἔξοχα δ' αὐτὸc (33)
θήκατο κερδαλέην ἀνδράcιν ἐμπορίην, (34)
ἐν δὲ δικαcπολίῃ μάλα καίριοc· ἀνέρι δ' αὐτόc (35)
νίκην ἱμερτὴν δῶκε δικαζομένῳ. (36)

F 7 1 περὶ - κεφαλαίου P: ἀλλὰ AB 2 καὶ P, om. AB τὸν Ἀνουβίωνα AB: τὸ cάρει P non dicas, unde sumpsit οὕτωc om. AB 3 cίνοc P: τὸ cίνοc AB ἐκ P: πρὸc AB 3-4 ἐκείνου-ἔπορε AB: cίνουc οὔτε τέχνη λαμπρὰ οὔτε τύχην δῶμων (uel. δμέμων) ἔποραι P 5 τὸν bis om. P ἐξετάζειν AB: ἐξετάζει P 5-6 οἷόν τε AB: ἴονται P 6 ἀθλήτην γενέcθαι P: γενέcθαι δρομέα AB χειραγρὸν P: πηρὸν τὴν χεῖρα AB cκυτέα AB: cκυτέαν P
F 8 Versus Anubioni uindicauit Kroll, Astrologisches, p. 132.
1 ἀζυγίαc AB: ἀζυγίαιc Ludwich 2 uersum Anubioni uindicauit Ludwich, Lehrgedicht, p. 119 8 κἀν corr. Olivieri: καὶ δ' AB ὀνήμενοc Ludwich: ὀνήμονεc AB 9 δικαζομένῳ B: δικαζομένων A

F 9 Anon. Περὶ τῶν πρὸc ἀλλήλουc cχηματιcμῶν τῶν ἀcτέρων, ἐκ τῶν Ἀνουβίωνοc,CCAG II 211.11 et 21-3 (= Dorotheus II 14-33 p. 353.6 Pingree).

βίοc ἄρκιοc ἔccεται αὐτῷ

ὁ Ζεὺc Cελήνην διαμετρῶν εἰ μὲν αὐξιφωτοῦcα προεδρίαν καὶ βίον διδοῖ καὶ ἐπίcημον καὶ ἀρχικὸν cημαίνει

ἤθεcιν ὁρμητήν τε καὶ οὐκ εἴκοντά περ ἄλλῳ.

F 10 Anon., Περὶ κράcεωc καὶ φύcεωc τῶν ἀcτέρων καὶ τῶν ἀποτελουμένων καὶ cημαινομένων ἐκ τῆc cυμπαρουcίαc καὶ τοῦ cχηματιcμοῦ αὐτῶν, CCAG II 159-80 (= Dorotheus fr. 58a Stegemann)

καί κεν ἀμαυρώcειε τύχην καὶ μείονα θείη. (171.1)
ἄλλοι δ' αἰθερίων ἄcτρων ἐπιΐcτορέc εἰcιν· (172.9)

Ἄρηc Ἑρμῆν διαμετρῶν πλαcτογράφουc ποιεῖ καὶ φαρμάκων cυνίcτοραc, ἐν ἐγγύαιc καὶ χρέεcι φινομένουc. ὅθεν πολλάκιc, φηcί,

πίcτιν ἀποcτέργουcι δικαίων (175.21)

καὶ τούτων ἕνεκα κρίνονται παρ' ἡγεμόcι καὶ φόβουc ὑπομένουcι.

F 11 Firmicus Maternus, *Mathesis* VI 3-31 (= Dorotheus fr. 58b Stegemann, pp. 7-64 Monat)

Ex quibus et aliis locis praecipue comparanda excerpsi et addidi iuxta fragmenta **F 3, F 4, F 5, F 6, F 16.**

F 12 Hephaestio Thebanus, Apotelesmatica, 191.27-192.4 (Pingree) (= CCAG VIII/2 61.4-8).

Ὁ δὲ Ἀνουβίων οὕτω φηcίν· Cελήνη πληcιφωτοῦcα, ἐὰν τύχῃ ἐν τοῖc Ἰχθύcιν, προτελευτᾶν ποιεῖ τὸν πατέρα· καὶ ληξιφωτοῦcα δ' ὁμοίωc καὶ πρὸc cύνοδον ἐρχομένη, ἐὰν ἐν ἀρcενικῷ ζῳδίῳ τύχῃ, προτελευτᾶν ποιεῖ τὸν πατέρα, ἐὰν δὲ ἐν θηλυκῷ ζῳδίῳ, τὴν μητέρα.

F 9 1 uersum Anubioni uindicauit Ludwich, Lehrgedicht, p. 118 ἔccεται Ludwich: ἔcται AB 4 τοῖc ante ἤθεcιν add. B

F 10 Firmico collato libellum ex Anubione sumptum esse cognouit Kroll, ed., p. 160. auctorem tractatum ex Anubione, Valente, Ptolemaeo consuisse censet Pingree, ed. Dorotheus, p. 344 1 καί κεν ἀμαυρώcειε Kroll: καί κενα ἀμαυρώcειεν M 5 uersum Anubioni uindicauit Ludwich, Lehrgedicht, p. 118

F 13 Hephaestio Thebanus, Apotelesmatica, 186.15-187.2 (Pingree) (= CCAG VIII/2 57,16-27)

ὁ δὲ Ἀνουβίων οὕτω λέγει cκέπτου τὸν οἰκοδεcπότην τοῦ ζῳδίου ἐν ᾧ ἐcτιν ὁ Ἥλιοc ἐπὶ τῶν ἡμερινῶν γενέcεων καὶ ἀπ' αὐτοῦ ἀρίθμει τὰ ζῴδια ἕωc τοῦ οἰκοδεcπότου τοῦ ζῳδίου ὃ ἐπέχει τηνικαῦτα ἡ Cελήνη, καὶ τὴν ποcότητα τῶν ζῳδίων ἔκβαλε ἀπὸ τοῦ ζῳδίου ἐν ᾧ ἐcτιν ὁ Ἥλιοc· καὶ εἰc ὃ ἂν ἐκπέcῃ ζῴδιον ὁ ἀριθμόc, ἐκεῖνο ἦν τὸ ὡροcκοποῦν τὴν ὥραν τῆc cπορᾶc. ἐπὶ δὲ τῶν νυκτερινῶν γενέcεων ἀπὸ τοῦ ζῳδίου ἄρξου τοῦ κατὰ τὴν ἐποχὴν τῆc Cελήνηc καὶ ἔκβαλε τὴν ποcότητα τῶν ζῳδίων τῶν μεταξὺ τῶν οἰκοδεcποτῶν καὶ αὐτῶν ἐν οἷc εὑρίcκονται οἱ οἰκοδεcπόται· καὶ εἰc ὅπερ ἂν ζῴδιον καταλήξῃ ὁ ἀριθμόc, ἐκεῖνο λέγε ὡροcκοπεῖν κατὰ τὴν cποράν. ἐὰν δὲ ὁ Ἥλιοc τύχῃ, φηcίν, ἐν ἀρχῇ τῶν ζῳδίων, cκοπεῖν χρὴ μὴ ᾖ ὁ ὡροcκόποc ἢ εἰc τὸ διάμετρον τῆc τοιαύτηc ποcότητοc ἢ εἰc τὸ τετράγωνον.

F 14 Rufinus, Rec. 10, 9 (p. 329 Rehm)
praecedit et sequitur **T 9** (cf. **F 4**, e libro III?)

(9.5) etenim nuptias facere Venerem ponitis; quae si Iouem habeat in schemate suo, pudicas efficiat, Ioue autem non respiciente, si adfuerit Mars, corrumpi nuptias per adulterium pronuntiatis.

uersionem Graecam temptaui

εἰ μὲν ἔχει Κρονίδην αὐτῆc ἐν cχήματι Κύπριc,
  πιcτὸν τ' αἰδοῖόν θ' ἧδ' ἐπόηcε γάμον.
εἰ δ' ὁ Ζεὺc μὴ ὁρᾷ καὶ μάρτυc φαίνεται Ἄρηc,
  φθείρεcθαι μοιχοῖc ὧδε γάμον λέγεται.

FRAGMENTA INCERTA

F 15 P.Oxy. III 464 (saec. III ex., uol. pap.), 122 Neugebauer, van Hoesen

↓

col. i

ειμηδειc̣[
καιτονεπ̣[
τ̣ερέcει
———
ομ[
.]ιδεκρον[. . . . . .]η̣νηνκ̣αι[.]ψ[
.]κδ̣ο̣υ̣λ̣ωνδουλουcτουcδενοειξυ̣[
———
[. .]τ̣αεμβαcεωc
κ[.]κρ . . . κι̣ . [. .]ρ̣[. . . .]ιν[.] . θ̣εοc η̣[
α̣γ̣α̣θ̣α̣c̣ο̣δ̣α̣ρ̣ηcεπιτ[. .]δα[
μ[. .] . α̣τ̣ι̣cεcτινβεβ . . [. .] . . θαν̣
τ̣ε . [.]οιcι
———
περιβρεφουcζηνμ̣[
αυταρεπηνφαεθωνκαιφωc̣[. . . .]c̣η[
νηδιακηελιοcτουτονιδωcιτ[. . .]νζωονκαι[. . . .]μ̣ον
λεγομεντοδετωνδεφα . λων
αλλοτριωνοντωνκριτ'τον[.]φοιτοθεμ̣[
———
περιβρεφουcαχρηcτου
ειδεκακοιτοδ[. . .]ντρ̣ο̣νεπικραταινοντ̣ε̣c̣ε̣τ̣ι̣μ̣ω̣ν
ομενο̣υν̣δυ[. . .]ρ̣οδομ̣ . ετεροcηο[. . .] . νευcωcι

Margo superior non exstat. textus P.Oxy. 410 scriptus in recto in hoc loco marginem inferiorem altitudinis ca. 5 cm praebet, ut conieceris initium columnae prope fuisse

col. i 4 ante ομ[fort. una litt. excidit 15 α . λ pars inferior hastae uerticalis 21 supra ι uerbi ειcι linea horizontalis 58 μάρτυc c ex ρ corr.

Versus diuidi secundum Ludwich, quamuis dubia singula eius supplementa ducerem

col. i 3 [cτ]ερέcει Housman Kroll 4 Ὁμ[οίωc] Neugebauer/van Hoesen: Ὁμ[οδούλου] Ludwich 5 [ε]ἰ Grenfell/Hunt κρόν[οc ἴδοι μ]ήνην καὶ [ὕ]ψ[οθεν ἑcτώc] Housman: κύον [ζῷον cχομέ]νην Ludwich: κυον [. . . . . .] . . νην καὶ κ[Grenfell/Hunt [ὕ]ψ[οθεν ἑcτώc] Housman: κ[έντρον ὁρῶcιν] Ludwich 6 [.]κα ἄλλων (..) ξ . [Grenfell/Hunt rest. Housman et Ludwich ex Manetho, p. 98, i 345, 7 [Περὶ] ἐπεμβάcεωc Neugebauer/van Hoesen 8s. [μοίραc εἰc] ἀγαθάc Ludwich 9 τ[άc]δ' ἀ[φικάνει] Ludwich

F 15 P.Oxy. III 464 (saec. III ex., uol. pap.), 122 Neugebauer, van Hoesen

↓

col. i

εἰ μηδεὶς [
καὶ τὸν επ[
<c>τερέσει
. . . .

Ομ[

ε]ἰ δὲ Κρόν[οc ἴδοι μ]ήνην καὶ [ὕ]ψ[οθεν ἑcτώc
ἐ]κ δούλων δούλουc τούcδε νοεῖ ξυ[νέcει
. ––

Κα]τὰ ἐμβάcεωc

κ[.]κρ . . . κι . [. .]ρ[. . . .]ιν[.] . θεοc η[
ἀγαθὰc ὁ δ' Ἄρηc ἐπὶ τ[άc]δ' ἀ[φικάνει
μ[. .] . ατιc ἐcτιν βεβ . . [. .] . . θαν
τε . [.]οι .

Περὶ βρέφουc ζῆν μ[έλλοντοc

αὐτὰρ ἐπὴν Φαέθων καὶ Φωc[φόρο]c ἠ[δὲ Cελήνη
νὴ Δία κ' Ἥλιοc τοῦτον ἴδωcι τ[όπο]ν,
ζῷον και[ρονό]μον λέγομεν τόδε τῶν δέ <τε> φαύλων |
ἀλλοτρίων ὄντων κρεῖττον [ἔ]φυ τὸ θέμ[α
. . . . –

Περὶ βρέφουc ἀχρήcτου

εἰ δὲ κακοὶ τόδ[ε κέ]ντρον ἐπικρατέοντεc ἐτίμων
<ὦν> ὁ μὲν οὐν δυ[. . π]ροδομ . ἕτεροc

11 οι . . οιcι legg. Grenfell/Hunt ita, ut pars inferior rot. abrasa esset: uest. ad altras litteras non aptantur, sed signum quod ad finem paragraphi indicandum positum suspicaris

11 τέ[κν]οιcι Neugebauer/van Hoesen: τε γ[ό]οιcι Ludwich 12 ζῆν μ[έλλοντοc] Grenfell/Hunt 13 Φωc[φόρο]c ἠ[δὲ Cελήνη Housman Ludwich Kroll 14 νὴ δία κ'ἠέλιοc Neugebauer/van Hoesen τ[όπο]ν Housman Kroll: τ[όκο]ν Grenfell/Hunt Ludwich και[ρονό]μον dub. Housman: και[ρόνο]μον Ludwich: καὶ [κρατερὸν] Kroll 15 <τε> φαύλων Housman: <γε> Kroll: lege φαεινῶν Grenfell/Hunt 16 κρῖττον lege κρεῖccον Housman Ludwich lege [ἔ]φυ Grenfell/Hunt τὸ θέμ[α] Housman Kroll: τόθ' ἐλ[εῖν Ludwich: τὸ θανεῖν contra uest. Grenfell/Hunt 18 lege ἐπικρατέοντοc Grenfell/Hunt ἐτίμων Grenfell/Hunt: ἔχοιεν dub. Kroll 19 <ὦν> Ludwich δύ[νει εἰ π]ρὸ δόμ[ων] Ludwich ἕτεροc ἢ Grenfell/Hunt: [ἀ]cτέροc ἢ dub. Kroll: ἢ ὅ[τ' ἐπι]νεύcωcι Ludwich: ἢ ὅ[τε δὴ] λεύccωcι Kroll

κακοιπανναι[. . . .] . αλλο . καιμηδειcα[. . . . . . .]ημα
τοιουτειcιδοια[. . . . . .]εκβολιμοντεκαιω[.] . [. . .] . ου
γεεcτινυ[. . .] . ροφιλου[
———
ειδολοοιτ'αγαθοιτεεντ[
———
ευπορου[
ζομενου[
καιπαλινωρονομω[
καιπαλιν[.]πραγμο[
καιταφιδ[. .]νδυ[
ουτωcωcπρο[
———
. [
φαινωνηcτ[
γενεcιcεπιλα[
———

margo inferior

col. ii

. . . .]φωρ[
. . . .]αλλε[
] . λλα[
]ον . [
. .]δεμινωρονομη . [. . .] . cκρο[
.]τοναχαcενναιοτητι[. .]εικι . [
. .]cαταcτεβαρειαcαλλευ[. .]ιχαλ . [

37 η . [. . .] . c hasta horizontalis in alta linea ut litt. τ vel π, altior pars hastae verticalis ad dextram

col. i 20 ναί[χι καὶ] ἄλλοι Ludwich: πάλιν ἄ[λλοθεν] ἄλλοι Kroll 21 ἀ[γαθῶν cχ]ῆμα Housman: ἀ[γαθῶν ἅ]μα Kroll: ἀ[cινῆc δῶ]μα Ludwich 21s. τοιούτοιc ἴδοι ἄ[cτρων] Kroll: τοιοῦτ' εἰcίδοι ἄ[τροφον] Housman: ἐcίδοι ἄ[cπορον] Ludwich 22 ὠ[μὸν νὴ Δία τ]οῦ Ludwich: ὠ[μοτόκ]ον Kroll 23 ἔcτι νυ [κου]ροφίλου [τικτόμενον τὸ βρέφοc] dub. Ludwich 24 ἔντ[οcθ' ἐcθλὸν τέκοc ἕξειc] Ludwich: τ[ετραπόδεccιν ὁρῶνται] e.g. Kroll 25s. Εὐπόρου [καὶ ἀπόρου ἐργα]|ζομένου [τινόc] Ludwich: [Περὶ] ἐμπόρου [ἐν θαλάccῃ cῳ]|ζομένου [ἢ ἀπολλυμένου] e.g. Kroll 27 καὶ πάλιν ὡρονομῶ[ν] Ludwich Kroll [Φαέθων εὐπράγμον ὀπάζει] Ludwich 28 [ἀ]πραγμο[ν] Grenfell/Hunt [τε]τράγω[νοc] susp. Kroll [εἰ κακοεργὸc ὁμοῦ χαῖρε δὲ] Ludwich 29 τάφ' ἰδ[εῖν] δύ[ναμιν προτέρην τόθ' ἕκαcτοc εἰληφώc] Ludwich

ἢ ὁ [. .] . νεύcωcι κακοὶ πᾶν ναι[. . . .] . ἄλλο .
καὶ μηδεὶc ἀ[γαθῶν cχ]ῆμα τοιοῦτ' εἰcίδοι,
ἄ[τροφον] ἐκβόλιμόν τε καὶ ω[.] . . [. . .] . ου γε
ἐcτινυ[. . .] . ροφιλου[
——
εἰ δ' ὀλοοί τ' ἀγαθοί τε εντ̣[
——
Εὔπορου̣[
ζομενου [
καὶ πάλιν ὡρονομῶ[ν
καὶ πάλιν [ἀ]πραγμο[ν
- ᴗ ᴗ] καὶ ταφιδ[. .]νδυ[
- ᴗ ᴗ] οὕτωc ὡc προ[
——
.[
Φαίνων ἢ Cτ[ίλβων
γένεcιc ἐπιλα[
——

margo inferior

col. ii

. . . .]φωρ[
. . . .] ἀλλ' ε[
] . **λλα**[
]ον . [
εἰ] δέ μιν ὡρονομῆ . [. .]ηc Κρό[νου
- ᴗ ᴗ - c]τοναχὰc ἐν νεότητι [. .]ει
κι . [ᴗ ᴗ - ᴗ ᴗ - ᴗ ᴗ - . .]c ἄταc τε βαρείαc
ἀλλ' ευ[. .]ιχαλ . [

30 προ[έφην ἀγαθήν] Ludwich: προ[λέλεκται] Kroll   32 Cτ[ίλβων] Housman: cτ[ερεόc] Ludwich   33 ἐπιλά[μπει] Ludwich   34 φωρ[ίδια λέχη] uel. [ἐ]φ' ὥρ[ηc] Kroll   36s. [Περὶ μετα]λλα[γῆc βίου | κατὰ ὡρ]ον[όμον κακόν] Ludwich   38 ὡρονομεύ[cῃ Ἄρ]ηc Κρό[νου] Housman: ὡρονομῇ Neugebauer/van Hoesen: ὡρονόμευ' [ὁ κακὸ]c Κρό[νοc] Ludwich: ὡρονομ[οῦντα φάο]c κρ[ύπτῃcι] Kroll   [ἀντίον ἑcτὼc ἄξονα] e.g. Housman: [ἠὲ καὶ Ἄρηc] Ludwich: [Cελήνηc ἄλγεα καὶ] Kroll   39 lege νεότητι Grenfell/Hunt   [νό]ει Housman Ludwich: [τελ]εῖ Kroll   40 κι[νδύνουc κρυερούc, λύ|πα]c Ludwich: κι[νδύνουc τ' ἐπάγει φοβεροὺ]c Kroll   41 ἀλλ' εὐ[να]ὶ χαλ[επαὶ δεινὰ φέρουc' ἀλόχοιc] Ludwich: ἄλλου[c ἐ]ν χαλ[επαῖc ὤλεcε ναυτιλίαιc] Kroll

πολυτεκνου[
. .]ạνοιτιτεκνωναριθμονες[
. .]ιςκεντροιςευςυνετοιςβλεπ[
δηλουμενοςεστιναρ̣ιδ̣ηλ̣ . . [
οςςοιυποχθονιωτεκ̣α̣[
νουμαρτυρεη̣ςμετοχ[
δη̣λ̣ουςιβεβαιον.

ατεκ[νου
ει[.]αςτρωνεςιδον̣[
ειδ̣οντεςηκαιπυρ[
σχημαςυτ̣ουτονοε̣[

[βρ]εφου[ς]
ειδουτωςτουτων[. . . .]τ̣ας̣α[
δωςειπλη̣ναβεβαι̣οτατ̣αι̣τ̣οιγαρ̣τ̣[
αφ[ι]κεςθαιεμβρυονεκεκοτε̣ιης̣ε[
φαοςιδενακηριονεςχ̣ε̣και̣αντ . [
εθηκετοτε

εχοντοςτεκνα[
ειδαςτηραγαθοςμαρτυςφα[.]ν̣ . [
. . . .]βλ[. . . .]α̣ι̣ς̣αλοχοιςηκατ̣α̣[
. [. .] . κ̣υ̣ν̣ω̣ν̣μ̣ε̣τ̣ο̣χ̣οις̣ευδ̣ομενο̣[
. . [.] . ζ̣ις̣αρ̣ει̣η̣χ̣[. . . . .] . . . [
. . . .]μνητο̣[

margo inferior

42 Πολυτεκνοῦντος uel Πολυτέκνου τινός Ludwich 42s. [ἆ μ]ανοί vel [εἰ δὲ χρέος σ' ἱκ]άνοι Ludwich 43s. ἐς[ενέγκατε κόσμῳ; ἀκροτάτοι]ς Ludwich: ἐς[ακούειν] Kroll 44 βλέπ[εται ὅς τις ζῳογόνοις] Ludwich 45 ἔςτ' ἀρίδηλ[ος] Kroll: ἀρίδηλ[ος ἀςτὴρ εὐςχήμων, ἀλλὰ πάλιν δυτικοῖς] Ludwich 46 ὅς̣[ς]οι ὑποχθονίῳ τε καὶ κ̣ἐ̣[ντρῳ] Neugebauer/van Hoesen: τε κα[ὶ ἑςπερίῳ ἐνὶ οἴκῳ] Ludwich: κα[ὶ ἀντίῳ εἰςὶν] Kroll 47 [τέκ]ν̣ου Ludwich: [ἐκεί]νου Kroll: [Κρό]νου Housman μαρτυρ{ε}ίης μετόχου Housman: μαρτυρ{ε}ίης μέτοχ[οι] Kroll: μάρτυρε<ς ἤ> ἧς μέτοχ[οι γενετῆς αὐτῷ γειναμένοις τ' οὐδέν] Ludwich 49 Ἀτεκ[νοῦντος] Ludwich: [Περὶ] ἀτέκ[νων καὶ στείρων] Kroll 50 in media lin. [γενεὴν ἐχθρῶς] Ludwich [προ]ι{ε}ιδόντες Ludwich: [εἰς]ι{ε}ιδόντες Kroll 51 Πυρ[όεις] Kroll: πυρ[φορέων μοῦνος ἔπειςιν Ἄρης, τέκνου ἄτερ μενέεις· εὖ] Ludwich 52 νόε[ι στεῖραν θήςεςθαι ἄκοιτιν] Kroll: νοε[ίτω] Ludwich 53 [Βρ]έφου[ς] Grenfell/Hunt

Πολυτέκνου [

. .]α̣νοί τι τέκνων ἀριθμὸν εc[
- ⏑ ⏑ - . .]ιc κέντροιc εὐcυνέτοιc βλεπ[
- ⏑⏑ - ⏑⏑ -]δηλούμενόc ἐcτιν αρ̣ιδη̣λ̣ . . . [
ὅccοι ὑποχθονίῳ τε κ̣α̣[ὶ
-]νου μαρτυρεῖ η̣c μετοχ[
- ⏑⏑ - ⏑⏑ - ⏑⏑ -]δη̣λ̣οῦcι βέβαιον.

Ἀτ̣έκ[νου

εἰ [δ'] ἄcτρων ἐcιδον̣[⏑⏑ - ⏑⏑ - ⏑] εἴδ̣οντεc
ἢ καὶ πυρ[
- ⏑⏑ - ⏑⏑ - ⏑⏑] cχῆμα cὺ τοῦτο νοε̣[ι

Βρ]έφου[c]

εἰ δ' οὕτωc τούτων [. . . .]τ̣αc̣α[
- ⏑⏑ -] δώcει πλὴ̣ν ἀβεβαι̣ότατα̣ι
τ̣οίγ̣αρ̣ τ̣[- ⏑⏑ - ⏑⏑ - ⏑⏑ -] ἀφ[ι]κέcθαι
ἔμβρυον ἐκεκότε̣ι ηc̣ε̣[
- ⏑⏑ -] φάοc ἴδεν ἀκή̣ριον ἔcχ̣ε̣ κα̣ὶ αντ . [
- ⏑⏑ - ⏑⏑ - - ⏑] ἔθηκε τότε

Ἔχοντοc τέκνα [

εἰ δ' ἀcτὴρ ἀγαθὸc μάρτυc φα[ι]ν̣ . [
- ⏑⏑ - ⏑⏑ - - . . . .]βλ[. . . .]α̣ι̣c̣ ἀλόχοιc
ἢ κατ̣α̣[
. [. .] . κ̣υνων μ̣ετ̣ό̣χοιc̣ εὔ̣δομεν ο̣[
- ⏑⏑ - ⏑⏑ - ⏑⏑ - ⏑⏑] . . [.] . ζιc̣αρ̣ει̣η̣
χ̣[. . . . .] . . . [
- ⏑⏑ - . . . .]μνητο̣[

margo inferior

54 [βλάc]ταc Ἄ[ρηc ἐcαθρήcῃ ἐλπίδαc οὐ] Housman: [προc]τᾶc' ἀ[νεφαίνετο μοίρων, εὐτεκνίην] Ludwich 56 τ[οι cὺ νόει, πρὶν ἢ φάοc] Ludwich: τ[οι λοχίη δέκατον πρὶν μῆν'] Housman [εἰc]|αφ[ι]κέcθαι Ludwich: ἀφ[ι]κέcθαι Grenfell/Hunt 57 ἐκ cκοτίηc Housman Kroll: αἴ κε κοτῇ ἢ Ludwich ἐ[ξέβαλεν θαλάμηc τέκνον δ'εἰ] Housman: cε[λάουcα φανῇ· κεῖθι γὰρ ὃc] Ludwich: ε[ἰc ἦμαρ] Kroll 58 <ε>ἶδεν Ludwich ἀντᾶ̣[ν πολλῆc εὐτυχίηc αὐτόν] Ludwich 59 suppl. [νόθα] ante ἔθηκε Ludwich 61 Φα[ί]ν[ων τ' ἐπέαcι μητράcι] Ludwich 62 [δουλεί|οιc ἢ] βλ[οcυρ]αῖc Ludwich 63 κατα[λειπομέναιc χήραιc ἰδίῃ κακότητι] Ludwich 64 in initio lin. [πρὶν] Ludwich fort. κοινῶν pro κυνων legendum Grenfell/Hunt ο[ὖρον ἅδῃ, ἀργαλέον βλαβερόν τε βίον] Ludwich 65 [τό|τε ῥι]ζὶc Ἀρείη χ[αυνῷ παιδὶ φέρει cεῖο μάλ' οὐομένη, εἰ] Ludwich 67 [μὴ μέ]μνηαι το[ύτου θέματοc παναπότμου] Ludwich

F 16 PSI III 157 (saec. II, uol. pap. prou. Oxyrhychus?) 135 Neugebauer, van Hoesen

→

margo superior

καιτο . εδημηνοcγενε̣θληccυν ταιcιν[
ημαṭι̣τοιλογιηιεπιδωδεκακαιμιαν̣[
ογδοατουπροcαγων̣μεχριπαλ̣ωνδεκα[
τωνμο̣νονημερεωνψηφοcκανονων̣[
καικεφαλαιωcαcαριθμ̣οcζωοιcιμεριζε[
εκτριακον̣ταπολο[. . . .]οκαρκινουκαπ̣[
καιτοζωιδιουε̣υ̣ . ι̣[. .] . παντοτεπρω̣τ̣ . [
παντοτε[.]η[.]η̣νηνβ̣[.]cιληιδακοcμοκρ[
ουρανιωνκ[. .]τρου̣[. . .]ε̣ραδεcποιναν[
ενταγαθο[.]cορ[.]ο[. . . . . .]αυξομενην . α[
εcθλοιcμαρτυ[.]εου[. .]γλαονφαοcεκτετε̣[
καιμακαρ . ν[.]υναφ̣ηc̣ιναεικλη̣ρ̣[.]cδ̣[
μαρτυcε[.]ε[. . .]ομε[. . .]αγαθωνεπιδη̣[
ηνικοτανγε[. . .]ληcτ̣[.]γοιcφετερο̣[
και
τουμπαλινου . [.]νιοι[. . .]ε[.]αντιοτητα̣[.]ρ̣[
καιγηcκαιπελα[. .]υ . [. . . .]ουρανι . . . εορ . [
δ[. .]ποτιcηιγ[. . . .] . [. . . .]αθανατοιοδοτειρ[
c[. . .]βωνκαικυ̣[. . . . .]ηναιηιcυνιοντ[
c̣[. . .]α̣τ̣ι̣τοι . . [.] . [.] . . κεντροιcιγυνα[
τ . . τηcμητρ[. . . . .] . ερηcετ . [. .]ιδιηι[
[. . .]καcιγνητοιc . [. . . .]τευχουcιν[.]φ[
μηνηοτανθουρο̣[. . . .]χηικεν[. .]οιοκρ̣[
ζηνοcεπε . . . [.]ρ . . . [. .] . [
τ̣ε[. . . . .]ενουτε[. . . . . .] . [
ε . . ετυχ . ιφα[. . . . . . .]εναντ . [.]οι . [
. [. . .]νικαιc . [. . . . . . .]αραδουλουccυνελ[

6 κλη uel καη P 12 μακαρ . infima pars hastae ascendentis 14 supra φετ `κεμ[´ uel `κελ[´ 20] . ερ litt. rot. 21 c . [hasta uerticalis ad sinistram 23 ε . . . [duae hastae uerticales coniunctae horizontali in alta linea, quae perget ad dextram, ante lacunam arcus ρ . . . [duae uerticales et litt. rot. 24 γε uel τ̣ε 25 τυχαι legit Boll: τυχοι P ut uidetur

F 16 PSI III 157 (saec. II, uol. pap. prou. Oxyrhychus?) 135 Neugebauer, van Hoesen

→

margo superior

καὶ τότε δὴ μηνὸc γενέθληc cὺν ταῖcιν [
ἤματί τοι λογιῆι ἐπὶ δώδεκα καὶ μίαν [αὖτιc
ὀγδοάτου προcάγων μέχρι πάλων δεκά[του
τῶν μόνον ἡμερέων ψῆφοc κανόνων [παράκειται
καὶ κεφαλαιώcαc ἀριθμὸc ζωοῖcι μερίζε[ι
ἐκ τριάκοντα πολο[. . .]ο Καρκίνου καη[
καὶ τὸ ζωιδίου ευ . ι[. .] . πάντοτε πρωτ . [
πάντοτε [δ]ὴ [Μ]ήνην β[α]cιλήιδα κοcμοκρ[
οὐρανίων κ[έν]τρου [Κυθ]έρα δέcποινα ν[έμουcα
ἐν τ' ἀγαθο[ῖ]c ὁρ[ί]ο[c ἐπὶ τ'] αὐξομένην κα[τὰ γαίηc
ἐcθλοῖc μαρτυ[ρ]έου[c' ἀ]γλαὸν φάοc ἐκ τετε[λεcται
καὶ μάκαρ ἐν [c]υναφῇcιν ἀεὶ κλῆρ[ο]c δ[ίχα λύπηc
μάρτυc ε[.] ε[. . .]ομε[. . .] ἀγαθῶν ἐπίδη[λοc
ηνικοταν γε[νέθ]ληc τ[α]γοὶ cφετέρο[ιcι δόμοιcι
καὶ
τοὔμπαλιν οὐρ[ά]νιοι [κατ'] ἐ[ν]αντιότητα [τ]ρ[έχουcι
καὶ γῆc καὶ πελά[γο]υc[. . . .]ουρανιο . . . εορ . [
δ[εc]πότιc ηιγ[. . . .] . [. . . . .]α θανάτοιο δότειρ[α
C[τίλ]βων καὶ Κυ[θέρεια Cελ]ηναίηι cυνιόντ[εc
c[χήμ]ατι τοι . . [. .] . [. .] . . . κέντροιcι γυνα[ίων
τ[αύ]τηc μητρ[υιῆιcιν .] . ερηcετ . [. .] ἰδίηι[cιν
[ἠδὲ] καcιγνήτοιc ὕ[βριν] τεύχουcιν [ἐ]φ[ήβοιc
Μήνη ὅταν Θοῦρο[ν κατέ]χηι κέν[τρ]οιο κρ[ατοῦcα
Ζηνὸc ἐπ' ἐγγυ[τέ]ρηc [. .] . . [
τε[. . . . .]ενουτε[
ε . . ε τύχοι φα[. . . . . . .] ἐναντ . [.]οι . [
. [. . .]νικαιc . [. . . . . .]αρα δούλουc cυνελ[αύνειν

Firm. Mat. *Math.* IV 6, 1
Si luna feratur ad Venerem <et Venus> partiliter radios Lunae exceperit, si crescens Luna coniunctioni se Veneris applicauerit, faciet parentes nobiles .... pleni uenustatis et gratiae etc.

Firm. Mat. *Math.* III 6, 29
Sed et semper Luna simul posita ... uitiis implicabit ... aut cum nouercis coibunt aut cum adfinibus .... quae fortiora .... erunt .... si in Mercurii signis aut simul fuerint aut una de duabus etc.

3 μέχρι παχὼν δεκά[του] Neugebauer/van Hoesen 6 dittograph. καὶ τ[ὸ] supp. Neugebauer/van Hoesen 8 * κοcμοκρ[ατοῦcαν] Boll 10 [κ]α[τὰ γαίηc] e.g. Boll 12 δ[ίχα λύπηc] e.g. Boll 13 ἐ[γὼ] ε[ὑρηc]ομέ[νων] Boll spatio longius 14 ηνικοταν P: ἡνίκα τ' αὖ Boll 21 [ἐ]φ[ήβοιc] Boll collato Maneth. E 298 23 ἐπ' ἐγγυ[τέ]ρηc scripsi: * ἐπεγγυ[τέ]ρηc Boll spatio longius: ἐπεὶ π[ε]ριίc[ταται] Essler 26 κ]άρα (pro κάρη) ... cυνελ[αύνειν] Boll

μουνομαχαc [.] . . [.] . τλημοναcεccομε[
ηνδεκυπριcφαινοντιπαρηκατακεντραν̣[
cαλπικταccτρατιηιηκαιcημειαφεροντας̣
πρωτοιδεν[. .]υουcινεπειvυτοιε̣cτικαταν̣[
αθανατοιι̇τ[. .]ο̣υcιcαφωcκατατο̇ιαπαρον̇τε[
και
ηελιοcθο[. . . . .]αρεωνcτιλβωνδε ̣ι̇τοιcι
κεντροιcιν̣φα[.]νοντεcεποπτευοντ̇[
τονδεδιδ[.]c̣κ[.]λον[. .]c̣ομενονπαιδων[
μηνηιοτα[. .]ουρο[. .]εcυνη[. .] . [.]ν̣ . οτυχ[
φαινωνδημηνητε̣κ̣α̣τ{εν}αντιο̣ν̣ηελιο[
λευκαcεc[c]ομενοιcιλ̣ε̣πραcοικο[.]cγαραρ[
ωρον̣ομωι̣τευξημηνηcκυθερηιδοcοικ[
φαινομενωικοcμωιθειοτατηcφυcεωc

margo inferior

in imo margine litteris minutis

δ[. . .] . [.] . . εοντελεcειπεδιαμεc . [ ]ντελλουcα
cυντοιcδηχειρω . [.]καιδιελ[. . . . . .] .
. . . . . . [.] . . . . . . μεγα[

vacat

του[
. . . καθυπερ[θ]ενεχειπυροειcτω̣[
. . αλλου[. . . . . .]η̣[.] . τονεπιτοιcι . . [. .] . . .
. [.] . . . τ̣[. . . . . . .]κυθερ[

32 δε ̣ι partes infimae hastarum uerticalium quorum dextra praebet pedem ad sinistram ιτ ut uidetur: π legit Boll 33 [τεχνίταc] Boll

μουνομάχας [π]οι[ε]ῖ τλήμονας ἐccομέ[νουc
ἣν δὲ Κύπριc Φαίνοντι παρῇ κατὰ κέντρα ν[έμουcα
cαλπικτὰc cτρατίηι ἢ καὶ cημεῖα φέρονταc
πρῶτοι δ' ἐν[νε]ύουcιν ἐπεί νύ τοί ἐcτι κατάν[τηc
ἀθάνατοί [τ' ἐφέπ]ουcι cαφῶc κατὰ τοῖα παρόντε[c
καὶ
Ἥλιοc Θο[υρωι π]αρεὼν Cτίλβων δ' ἐπὶ τοῖcι
κέντροιcιν φα[ί]νοντεc ἐποπτεύοντ[α τεχνίταc
τὸν δὲ διδ[ά]cκ[α]λον [ἐc]cόμενον παίδων [καταχεύει
Μήνηι ὅτα[ν Θ]οῦρό[c τ]ε cυνῇ[ι .] . [.]ν . ο τυχ[ήcαc
Φαίνων δὴ Μήνη τε κατ⟨εν⟩αντίον Ἠελίο[ιο
λευκὰc ἐc[c]ομένοιcι λέπραc· οἴκο[ι]c γὰρ Ἄρ[ηοc
ὡρονόμωι τεύξῃ Μήνηc Κυθερηΐδοc οἴκ[ῳ
φαινομένωι κόcμωι θειοτάτηc φύcεωc

margo inferior

in imo margine litteris minutis

δ[. . .] . [.] . . εον τελέcει πεδία μεc . [ἀ]ντέλλουcα
. cὺν τοῖc δὴ χειρω . [.] καὶ διελ[. . . . . .] .
. . . . . . [.] . . . . . . μεγα[

vacat

του[
. . . καθύπερ[θ]εν ἔχει Πυρόειc τῶ[ν
. . ἄλλου[. . . . . .]η[.] . τον ἐπὶ τοῖcι . . [. .] . . .
. [.] . . . τ[. . . . . . .] Κυθερ[

Firm. Mat. *Math.* III 5, 30
Si uero in octauo loco Sole posito in diametro Luna fuerit constituta .... Saturnus uero et Mars per diametrum uel simus constituti pariter <fuerint> .... aliis maculas lepras impetigines ... <infligunt>, alios elefantiacos faciunt.

30 ἐν[νε]ύουcιν Norsa 31 [ἐφέπ]ουcιν Boll spatio longius 35 [οἰκοί]ο τυχ[ήcαc] Boll 37-38 inter hos uersus lacunam nonnullorum uersuum statuit Boll 40-45 fragmenta uersuum ab altera manu in imo margine scripta, qui quo pertineant difficile dictu, nisi forte post u. 37 inserendi sunt.

F 17 P.Rylands III 488 (saec. II, uol. pap. prou. Oxyrhynchus?, 132 Neugebauer, van Hoesen)

↓

]ε̣[̣] ̣[̣]ει
μ]ελ̣η̣μα
]ι̣ν
υ]π̣τιονω̣ρ̣ηc
]ηc μαλαπ[
τ]ετευχωc
] ̣ληc
]υcεϊcιδε̣[
]τυχ̣ιη
uacat spatium unius uersus
] ̣εχοντα
π]αναριcτη[
]μ̣ακαριc[τ
]εμμετ[
] ̣ταδε[̣]c[
]εκατημ[
]ι̣θυνοντ[
]πυροειcτ[
]τριγων[
]κεταπα[
]ετριγω[
]τονεcτ[
]ποcεcτʼε[
]λοχοιο
]νδετυχ̣[
]νωνδε[
]εφοδ⟦α⟧`ο´ι[
]ωcτετρα̣[
]μετοχο[
]ποτεηθ̣[
]cεμαθ[
]νϋπαυ[
]οcοριζω̣
]ιcιπαρ[
]αυξηθ̣[
]λιcινευ[
]δεcιν[
]τρα̣υ̣[
]ι̣π̣[

7] ̣ληc λ uel α 10] ̣ε hasta horizontalis in summa linea 14] ̣τ uest. arcus in alta linea

F 17 P.Rylands III 488 (saec. II, uol. pap. prou. Oxyrhynchus?, 132 Neugebauer, van Hoesen)

↓

]ε̣[̣] ̣[̣]ει
μ]έλ̣η̣μα
]ι̣ν
ὕ]πτιον̣ ὥρηϲ
]ηϲ μαλαπ[
τ]ετευχ̣ὼϲ
]α̣ληϲ
]υϲ εἴϲιδε̣[
]τυχί̣η
uacat spatium unius uersus
]τ̣έχοντα
π]α̣ναρίϲτη[
] μ̣ακαριϲ[τ
]ε̣μμετ[
] ̣ τάδε ϲ[
]ε̣κατημ[
] ἰ̣θυνοντ[
] Πυρόειϲ τ[
] τριγων[ίζ-
]κε τὰ πα[
]ε τριγω[νιζ-
]τον ἐϲτ[
]ποϲ ἐϲτ' ε[
ἀ]λόχοιο
]ν δὲ τυχ̣[
]νων δε̣[
] ἐφοδ⟦α⟧`ο´ι[
] ὥϲτε τρα̣[
] μετοχο[
]ποτε ηθ̣[
]ϲ ἐμαθ[
]ν ὑπ' αὐ[
]οϲ ὁρίζω̣
]ιϲι παρ[
] αὐξηθ̣[
]λιϲιν ευ[
]δεϲιν [
]τρα̣υ̣[
]ι̣π̣[

9 [ἀ]τυχοίη tempt. Roberts metri causa 23 ἀ]λόχοιο Essler

F 18 P.Schubart 16 (P.Berol. inu. 7508, saec. III, uol. pap. prou. Oxyrhynchus, 105 Neugebauer, van Hoesen)

→

]̣[
]ν̣α̣γ̣οιφ[
]ο̣νεων̣[
]̣ οουϲιτ[
]οδονω̣[
]τρονε[
]νκέντ[̣]οιοκρ̣[
]α̣τοϲδ̣ι̣[̣]τει *uacat*
]ανατο[̣]φορεη[
]ϲπροϲλιβαδη[
]επιζωδιονο̣ι̣η̣
]κομενητυχιϲη
]τηνδυναμιν[
]ο̣ι̣λ̣[̣ ̣]δουωϲτ̣[
]ονεϲτ[̣ ̣]̣η *uacat*
]ο̣ϲ̣εγωοδονηγεμον[
]ιϲηματερωτοϲε[
]ι̣θμειμεχρι[
]εϲποτουηελιο[
]̣ ειϲοιονεανκ̣[
]̣ ϲηδεποθου *uacat*
]ανανκηϲζωδ[
]ο̣τικηϲαριθμ[
]οζοντοϲπαλι[
]δοϲπαλινωϲτ[
]α̣λ̣ηξηγεινετ[
margo inferior

1]̣[hasta horizontalis in infima linea 11 ο̣ι̣η̣ infima pars litterarum 14 τ̣[hasta horizontalis in suprema linea 15]̣η hastae diagonales ascendens et descendens ut pars dextra litt. χ uel κ 20 κ̣[et η possis 23]ο̣ pars dextra litt. rot.

F 18 P.Schubart 16 (P.Berol. inu. 7508, saec. III, uol. pap. prou. Oxyrhynchus, 105 Neugebauer, van Hoesen)

→

]̣[
ἀ]ν̣ά̣γοι φ[
γ]ο̣νέων̣ [
]̣ οουcιτ[
]οδονω̣[
κέν]τρον ε[
]νκέντ[ρ]οιοκρ̣[
]α̣τοc δ̣ι̣[ε]τεῖ *uacat*
θ]ανάτο[υ] φορέη̣[
]c πρὸc λίβα δη[
] ἐπὶ ζώδιον οἵ̣η̣
]κομένη τύχ᾽ ἴc̣η
] τὴν δύναμιν [
]ο̣ι̣λ̣[̣ ̣]δου ὥc̣τ̣[
]ον ἐcτ᾽ [ἰα]ή *uacat*
]ο̣c̣ ἐγὼ ὁδὸν ἡγεμον[εύω
]ι cήματ᾽ ἔρωτοc ε[
ἀρ]ι̣θμεῖ μέχρι[
δ]εcπότου Ἠελίο[υ]
]̣ ειc οἷον ἐὰν κ[
]̣ cη δὲ πόθου *uacat*
] ἀνάγκηc ζωδ[ιο
]οτικῆc ἀριθμ[
]οζοντοc παλι[
]δοc πάλιν ὥcτ[
κατ]α̣λ̣ήξῃ γείνετ[αι
margo inferior

4 νοοῦcι uel ποοῦcι uel sim. Schubart 6 [κέν]τρον uel [ἄc]τρον Schubart 7 [ἐὰ]ν κέντ[ρ]οι ὁ κρ[όνοc] Neugebauer/van Hoesen dub., quippe cum spatium litt. ρ deesset 8 [θάν]ατοc dub. Schubart 9 [θ]ανάτο[υ] uel θ]άνατο[c] Schubart 10 finem uersus post δή susp. Schubart 11 οἵη uel οἵη Schubart 12 τύχ᾽ = ἔτυχε Schubart 15 ἐcτ[ι τ]ύχη Neugebauer/van Hoesen 16 ἡγεμον[εύω] uel ἡγεμον[εύcω] Schubart 19 Ἠελίο[υ] uel Ἠελίο[ιο] Schubart 23 [δεcπ]οτικῆc dub. Schubart: 24 [δεcπ]όζοντοc uel [ἁρμ]όζοντοc Schubart

F 19 P.Oxy. LVI 4506 (saec. II, uol. pap)

a ↓

margo superior

[ ]ερεφην επικεντροc
[ ]ολου
[ ].ρια̣ κ̣οιρανεουcαν
[ ]αλιν̣
[ ].οιο τυχουc[
[ ]τ̣ο παc
[ ]α̣θ̣ηματα τ.[
[ ]κ̣εν
[ ].κατα....ν[
[ ]ο̣να̣c̣
[ ]....α.αν’
[ ]...[

b ↓ ad eandem columnam ac **a** attinet distans interuallo ignoto, sed paucorum uersuum

]...[
[ ]α̣ν̣ αν̣αγκ..[
[ ]υμ̣ιηc̣
[ ]ανο̣η̣cα
[ ].επ̣οι
[ ]τ̣ο̣ι̣βαλλουc[
[ ]ει
[ ].κ̣εντρο.[
[ ]cιγηc

Diuisionem uerborum introduxi, papyrus litteras praebet continuas

a 1 [ὥcπ]ερ ἔφην possis 3 hasta horizontalis in media linea pergens ad dextram uelut τ 5 in summa linea arcus ad sinistram et hasta horizontalis ad dextram 7 τ.[hasta obliqua ascendens uelut α 9].κ litt. rot. sicut ο, ω α....ν litt. rot., hasta obliqua descendens in alta linea ut pars sinistra litt. υ, hasta uerticalis infra lineam litt. ρ, hasta uerticalis cum horizontali in media linea coniuncta 10 in fine lineae uest. interpunctionis altae

b 2 ἀν̣ήγκη uel ἀν̣ήγκα̣ι̣̂[οc] 3 cf. **F 4 b** 6 cκέψιν ἐτητμίηc 8 ο.[c uel ν 9]c uest. etiam ο permittunt, sed metrum syllabam breuem poscit

c ↓

—] . . . [
]ε̣υ̣κ̣οcμη̣[
] . κε̣ν̣τ̣ρ . [
]υ̣c̣ο̣φον̣[
]κρ̣ον̣ον̣[
] . [.]βει̣[
] . . [

d ↓

]βυ̣η̣τ̣ε
] . αν⟦ε⟧ηc . [
] . ανθρω̣[π] . [
] . . ιαμα[ ]τ[
]λ̣οιο̣ *uacat*
]ο̣φθ̣αλμ̣[
]υc . [.]ο . [
] . [. .]ο̣[
] . [

F 20 P.Oxy. LVI 4507 (saec. IV/V cod. pap.)

a →

[ ]φιηc εμαθ̣[
[c]φραγιcματα μοιρω̣[
[ ] . . [.] . . . c̣ε̣φυ̣[

b →

[ ] . [.] . [
[ ]ελιοιο
[ ]φοτερα

F 19 c 1 paragaphus indicat initium lineae prope fuisse 3] . κ hasta uerticalis litt. ι uel ν ρ . [pars sinistra litt. rot. uelut ο, ω
F 19 d 2 litt. ε linea obliqua deleuit librarius c . [hasta uerticalis 3] . α[horizontalis in infima linea cum hasta obliqua descendenti coniuncta uelut δ ἀνθρώ̣[π]ο̣[ιcι] e.g. suppleui 4 . ια arcus cum ascendenti ad sinistram coniuncta uelut parst dextra litt. μ 5 ex spatio uacuo liquet fragmentum in parte dexta columnae collocatum esse [cυνό]δοιο uel [ἀλό]χ̣οιο temptaui
F 20 Diuisionem uerborum introduxi ego, papyrus litteras praebet continuas.
a → 1 [τῆc co]φίηc ἔμαθ[εν] e.g. suppleui ut finem pentametri
b → 2 [Ἠ]ελίοιο

c →

] . ηνη καρκιν[
] θῆλυ καὶ ἄρ̣ρ̣[εν
]διοϲα . . [
] . ωϲτη[

a ↓

[ ] . . [. .] . . [.]δ̣[
[ ] . . . . . οϲευϲχημ[ων?
[ ] . δ̣ε̣ κενοδρομεου[
[ ]ειτ . . [. . .] . [

b ↓

] . . . . [.] . . [
]καπρο . . [
]πατρικα[

c ↓

] . . . . [
]α̣λ̣λ̣α̣ . . . . . . [
uestigia obscura duorum uersuum

c →1] . η pes ad dextram, fort. Μήνη uel Μὴν ἢ in fine Καρκίν[2 Essler 3 ϲ . . [δ uel λ et litt. rot.
a ↓ 2 fort. uest. paragraphi infra primas litt. . οϲ uerticalis infra lineam litt. ρ uel φ
b ↓ 2 ο . [uerticalis et obliquae litt. separatae uelut ν, κ etiam καίπρο̣ι φ̣[αγέμεν] possis

F 21 Manetho, Apotelesmat. A [E], 84-99 (Koechly)

Χαίροις, ὦ Πτολεμαῖε, λαχὼν βασιληίδα τιμὴν
γαίης ἡμετέρης, κοσμοτρόφου Αἰγύπτοιο·
ἄξιά σοι τάδε δῶρα φέρω βασιληίδος ἀρχῆς,
[ἄστρων οὐρανίων τε φάσεις ἀπλανῶν τε πλάνων τε,
ὅσσα βροτοῖς τελέουσιν ἐπιβλέψαντες ἐν ἀρχαῖς,
σπειρομένοις καὶ τικτομένοις δειλοῖσι βροτοῖσιν,
Μοιρῶν ἀρρήκτοισι μίτοις θεσμοῖσί τ' Ἀνάγκης,]
νύκτας ἄυπνος ἐὼν καὶ ἐν ἤμασι πολλὰ μογήσας,
[ὄππως σοι βίβλους, ἅσπερ κάμον, ἅσπερ ἔτευξα,
τάς σοι ἐγὼ πέμψω καμάτων σφετέρων μέγ' ὄνειαρ,]
ὄφρα κεν, ὅσσαπερ αὐτὸς ἐπιτροχάδην Πετόσιρις
εἴρηκεν, τάδε πάντα μάλ' ἀτρεκέως καταλέξω
ῥυθμοῖς ἡρωικοῖσι καὶ ἑξαμέτροις ἐπέεσσιν,
ὄφρα μάθῃς, ὅτι πάντα δαήμονες ἀνέρες εἰμέν,
οἳ λάχομεν ναίειν ἱερὸν πέδον Αἰγύπτοιο.

———

† Ἠέλιον, Μήνην, Κρόνον, Ἄρεα, Ἑρμέα, Ζῆνα,
† Κύπριδά τ' εὐπλόκαμον καλὴ λέγε Καλλιόπεια.

———

Ἢν Κρόνος Ἠέλιός τ' ἄμφω κατίδωσι Κυθήρην,
δυσγαμίην παρέχουσι καὶ ἀστασίην ἐπὶ λέκτροις·
[καὶ δούλαις μίσγουσιν ἑταιρίσιν, ἠδὲ λαφύροις
αἰσχίστως διδόασι κακῆς ἕνεκεν Κυθερείης.]
Ἄρης καὶ Παφίη κέντρων ὅτ' ἂν ὦσιν ἄνακτες·
μοιχοὺς ἁρπακτῆρας ἀεὶ ῥέζουσι γυναικῶν.
Ἑρμείας δ' ἢν τοῖσιν ἰσόρροπος ἀντήσειεν,
τέρπονται παίδων χαλεπῇ ἐπὶ κύπριδι κεῖνοι.

———

Ἠέλιος κέντροισι παρὼν κερόεσσά τε Μήνη,
ὃς μὲν ἐν ἀρσενικοῖσι παρών, Μήνη δέ τ' ἐναλλάξ,
γεννῶσιν βασιλῆας ὑπερθύμους τε δυνάστας.
ἀμφότεροι φωστῆρες ἐν ἀρσενικοῖσιν ἐόντες
θηλυτέρης Κύπριδός τε καὶ ὡρονόμοιο κατιθύ,
ἀρσενικοῖς ἔργοισιν ἀναγκάζουσι γυναῖκας
τέρπεσθαι, μέγα θαῦμα· γυναιμανέες γὰρ ἐοῦσαι
ἀργαλέως γαμέουσιν ἐς ἀργαλέην φιλότητα.

———

20 ἠδὲ λαφύροις Koechly 1851: τ' ἠδὲ λαφύραις M: δ' ἤθεα φαύλαις Koechly 1858 etiam uu. 20s. non secluserat 24 τοῖσιν Koechly: τούτοις M 30 καθιθύ manus sec. in M: κατειθυ M^{ac}

Κριὸν ἐποπτεύων Κρονίδης ἐπίκεντρος ὑπάρχων,
ἢ καὶ Σκόρπειον κυανόχροον οἶκον Ἄρηος, (35)
ἐσθλὸς ἔφυ, ῥέζει δὲ καὶ ἀνέρας ἡγεμονῆας.

Ἐσθλὸς ἔφυ Κρονίδης, ῥέζει δὲ καὶ ἡγεμονῆας,
ἄρχοντάς τ' ἰδίης πάντοτε πραγματίης.

---

†Ἑρμείας καὶ Θοῦρος ἐπὴν τετράγωνοι ἔωσιν,
† πολλάκι κινδύνους περὶ σώματος εὑρίσκουσιν· (40)
† ἢν δ' ἄρα καὶ δύνωσι, κακίονες οἵδε, μάλιστα
† Ζηνὸς ἄτερ, μοῖραν δ' οὐκ ἐκφεύγουσι δυναστῶν.

Ἄρης καὶ Παφίη κοινὴν ὁδὸν ἰθύνοντες,
Μήνην εὖτ' ἂν ἴδωσι, λέχος τεύχουσ' ἀθέμιστον,
συγγενικὰς δ' αὐτοῖσιν ἐφαρμόζουσι γυναῖκας. (45)
ἢν δὲ Κύπριν καλὴν πολιὸς Κρόνος ἀγκαλίσαιτο,
δυσγαμίην καὶ δυστοκίην ῥέζουσι γυναιξίν,
οὐδέ τι κουριδίους ἄνδρας κατέχουσ' ἄχρι γήρως,
οὐδὲ τέκνοις γλυκεροῖς ἐπὶ χείλεσι μαζὸν ἔθηκαν·
στειρώδεις γὰρ ἔασιν ἀχρήιά τ' ὠδίνουσιν. (50)

Ἀντίον Ἠελίοιο φάσιν λύσασα Σελήνη
μὴ Κρόνῳ ἀντήσειε· τίς ἂν τότε φῶς ἐσίδοιτο;
δύσμορος, ὃς κακὰ πολλὰ παθὼν Ἀϊδόσδε κάτεισιν·
χροιὴν μὲν φορέουσιν ἀμετροβίων ἐλεφάντων,
ὄγκους δ' ἀμφὶ δέμας κακοελκέας ἀμφιβαλοῦνται, (55)
δάκτυλα σηπόμενοι λιποσαρκέα νηλέι λύθρῳ·
ταῦτα δ' ἄτερ Ζηνός τε καὶ εὐπλοκάμου Κυθερείης
ἔσσεται, ὁππότ' ἐκεῖνοι ἀπόστροφοι ὦσι Σελήνης.

Πάντοτε μὲν κέντροισιν ἐπὼν κορυθαίολος Ἄρης (75)
τὴν πρᾶξιν παρέχων τοῖάπερ ἐκτελέει·

Ἑρμείας διάμετρον ἔχων Κρόνον ἠδὲ Σελήνην (90)
ἐμμανέας τεύχει τ' ἠδὲ φρενοβλαβέας.

---

38 πραγματείης M 40 χρώματος M: σώματος uel χρήματος Dorville 42 μοῖραν δ' οὐκ ἐκφεύγουσι Koechly: μόρον αἰνὸν οὐκ ἐκφ. M: μ. α. ὑπεκφεύγουσι Axt Rigler 48 κατέχουσ' Koechly: κρατέουσ' M 55 ὄχθους M: ὄγκους Koechly 56 σειπόμενοι M 60 πρᾶξιν M: πρῆξιν Koechly

Νικᾶται δ' Ἄρης αὐγῇςιν ὕπ' Ἠελίοιο, (97b)
    καὶ προτέρην κακίην ἔςβεςεν Ἠέλιος. (114)

———

Αἰδεῖται δ' Ἄρης καθορῶν φάος Ἠελίοιο, (98)
    οὐδ' ἔτι τὴν προτέρην ἔςχε κακοφροςύνην. (99)

———

Ἄρης δ' ἣν τετράγωνον ἴδοι καλὴν Ἀφροδίτην, (122)
    μαρτυρίην τούτῳ καὶ Κρόνος ἀμφιβάλοι, (124)
εὐνούχους στείρους ὁτὲ δ' ἑρμαφρόδιτον ἔτευξαν (124b)
    διςςάς, ἀχρήςτους εἰς ἓν ἔχοντα φύςεις. (128)

———

    καὶ Λύςςα ςτυγερὴ καὶ Χάος οὐλόμενον. (152)

———

    ἀνέρας ἐκτήκει πολλάκις ἐκ κρυφίμων, (159)
πολλάκι δ' ὠκυμόρους ςτυγερῷ διόλεςςε ςιδήρῳ· (174)
    Ζεὺς δ' ἐςιδὼν τούτων ἐςθλὸν ἔθηκε τέλος. (175)

———

Πληςιφαὴς Κρονίωνι ςυναντήςαςα Σελήνη (208)
    εὐτυχέας ῥέζει καὶ μακαριςτοτάτους·
εἰ δὲ λίποι Κρονίωνα φάει πλήθουςα Σελήνη, (210)
    οὐκέτι τὴν αὐτὴν ἐντὸς ἔχει δύναμιν·
ἀλλὰ κακῶν δεκτεῖρα πέλει λείπουςα πρὸς αὐτόν·
    ἔκφρονας, αἰνομόρους ἢ νοςεροὺς τελέςει,
ἀμβλύτερόν τ' ἐτέλεςςεν ἔμεν βίον ἐν καμάτοιςιν. (214)

———

Ἠελίῳ τετράγωνος Ἄρης, Μήνῃ δέ τε Φαίνων, (341)
    δούλους ποιήςει καὶ γονέων ςτερέςει.
ἢν δ' ἔτι καὶ Παφίη κατεναντίον Ἄρεος ἔλθῃ. (343)

———

καὶ ταύτην τετράγωνος ἴδοι Κρόνος ὑψόθεν ἑςτώς, (344)
    ἐκ δούλων δούλους τῇδε νόει ξυνέςει.
ἢν Φαέθων τετράγωνον ἴδοι Κρόνον ἠὲ τρίγωνον. (346)

———

62 τ' add. Koechly 63 Koechly: ὑπὸ αὐγαῖς Ἠελίοιο M^{pc}: ὑπ' αὐγ[. . .] Ἠ. M^{ac} 68 ἀμφιβάλλοι M 69 Koechly ex εὐ. ςτ. οὔτ' ἄρρενας οὔτε γυναῖκας M 73 Koechly ex π. καὶ θανάτῳ ςτυγερῷ θνήςκουςιν ςιδήρῳ M 74 τούτων Koechly: τούτον M def. Ludwich 79 ῥέκτειρα M 80 νοςεροὺς τελέςει M^{ac}: νοςςεροὺς `ποιή´ςειεν $M^{pc}$ ποιη script. supra τελε 81 ἔμεν Koechly: ἐὸν M 83 καὶ ex ἢ manus sec. in M ςτερέηςιν M ex quibus εηςιν in rasura: ςτερέςει Koechly: ςτερέςειεν Axt Rigler: ςτερέῃςιν Gronov: ἢν γονέων ςτερέῃ Ludwich 86 τῇδε Axt/Rigler: τούςδε M: ε`ν´νοει secunda manus, ν additam deleuit tertia: τοὺς δὲ Ludwich P.Oxy. 464, 6 collato

Ἑρμείας δέ τ᾽ ἐφ᾽ ὡρονόμου Μήνη τε cὺν αὐτῷ, (347)
εὐτυχὲc ἐccεῖται τοῦτο θέμ᾽ ἐκ γενεῆc,
– – – – –
δόξῃ καὶ πλούτῳ καὶ φιλίαιc μερόπων. (351)
καὶ Ζεὺc ὡρονομῶν Πυρόειc θ᾽ ἅμα καὶ τρίτοc Ἑρμῆc (350)
– – – – –
Μήνη δ᾽ ἐκ cυνόδοιο Κρόνον φίλον ἀγκαλίcαιτο, (352)
εὐπράκτουc ῥέζει καὶ μακαριcτοτάτουc.
†Λοιπόν μοι Μοῦcαι δότ᾽ ἀεῖcαι πλείονα τούτων (360)
εἰc ἑτέραν βίβλον τῷδε μέτρῳ πρὸc ἔποc.

F 21 89 ἕξετε tempt. Ludwich: ἐccεῖται Koechly: εὐτ. ἐκ γ. ἐcειτε τοῦτο θέμα M: ἔcται supra ἐcειτε scripist manus secunda: ἔccεται Gronov 93 εὐπρήκτουc Koechly: εὐπράκτουc M restituit Essler collato **F 5 a 4** 95 δότε ἀῆcαι M 95 -ποc in rasura M: προcέτι dub. Ludwich

F 22 Iulianus Arianus, In Job 38, 7, f. 123ʳ, 5-10 (p. 255 Hagedorn)

τί δ' ἄρα τῶν ἄςτρων καταψεύδῃ λέγων, ὅτι ἂν τριγωνίςῃ Ἄρης τὴν Ἀφροδίτην, μοιχοὺς ποιεῖ; καὶ πάλιν

κεντρογραφηθείςης δὲ μετ' Ἠελίοιο Cελήνης,
μείζονας, ἐνδόξους καὶ βαςιλεῖς προλέγει.

καὶ μετὰ βραχέα

εἰ δ' Ἄρην ἐςίδοις εἰς τὸν Διὸς ἀγλαὸν οἶκον,
θαρρῶν ἡγεμόνας προςδέχου ἢ βαςιλεῖς.

καὶ ἑξῆς † καὶ γὰρ †

δεινὰ ςίνη τευχῶν, ᾗ θορύβους ἐπάγει.

Ibidem, f. 125ᵘ, 16-23 (pp. 259s. Hagedorn)

καὶ αὐτός μοι ςυνᾴδεις· φῂς γὰρ αὐτεξουςίους ἡμᾶς εἶναι· μετὰ γὰρ τὸ εἰπεῖν

ἢν δὲ Κρόνον ἐςίδῃς γεραρὸν ἐν Κύπριδος οἴκῳ
γάλλους ἢ μοιχοὺς ἔννεπε τὴν γένεςιν,

προτρέπων δὴ ἐπ' εὐχὴν λέγεις

εὐχέςθω δ', εἰ μοιχὸς ἀνὴρ καὶ ἄςωτος ἀκούςαι,
πόρνου <καὶ> μαλακοῦ μὴ κατάγειν γένεςιν.

F 22 1 τί δ' Ludwich: εἰ δ' Z: ςὺ δ' Usener Ἄρης τὴν Ἀφροδίτην Ludwich: Ἄρην ἢ Ἀφροδίτη Cumont Usener: ἄρεις ἢ ἀφροδίτη Z 3 μετ' Ἠελίοιο Usener: μεθ' ἡλίω Z 4 μείζονας Usener: μείζωνας Z προλέγει<ν> Usener 6 ἐςίδοις Usener: εἰςειδείης Z 8 προςδέχου ἢ βαςιλεῖς Hagedorn: καὶ βαςιλεῖς προςδέχου Z: κ. β. προδέχου Usener: ςὺ δέχου tempt. Ludwich 8 καὶ γὰρ Z: ἐκεῖ γὰρ Ludwich: cruces Hagedorn 9 δεινὰ ςίνη τευχῶν ᾗ Ludwich: δύνουςιν ἤτ εὐχῶν ἢ Z: κινδύνους μοιχῶν ἢ Usener: καὶ γὰρ | δύνουςα Cελήνη ἢ τ ... εὐχῶν ἢ Kaibel apud Usener 10 φῂς Usener Ludwich: φηςὶ Z in margine ἀφροδι(τη) 12 ἐςίδῃς Billius: εἰςειδείης P γεραρὸν Billius: etiam γεραρῷ uel γεραρῆς Ludwich: γεραροῦν Z: περάοντ' Kaibel: παρέοντ' Usener 11 Κυπρίδος Billius: Κύπριδος Ludwich: κῦ' (i.e. κυρίου) πατρίδος Z 13 δὴ Usener: δὲ Z 15 δ'εἰ Ludwich: δὲ Z: δὴ Usener ἀκούςαι Hagedorn: ἀκούςαις Ludwich: ἀκοῦςαι Z 16 καὶ add. Billius Usener κατάγειν Ludwich: κατάγων Z

Spuria

Manetho, Apotelesmat. A [E], 84-99 Koechly

335 μάρτυς ἐπεὶ τούτῳ γίνετο καὶ Πυρόεις

Anubioni uindicauit Usener, contradixit Ludwich

335 ἐπεὶ τούτῳ γίνετο Usener: δ'ἐπὶ τοῦτο γένηται M

SVBSIDIA INTERPRETATIONIS

T 1 Anubio laudatur etiam Ps. Clem. *Homil.* 4, 6-7, 14, 20 et passim. Cf. M. Vielberg, Klemens in den pseudoklementinsischen Rekognitionen: Studien zur literarischen Form des spätanktiken Romans, Texte und Untersuchungen zur Geschichte der altchristlichen Literatur 145, Berlin 2000.

F 1 b 7a: De decanis cf. O. Neugebauer, R.A. Parker, Egyptian astronomical texts III, London 1969, 105-74; A. Bouché-Leclercq, L'astrologie grecque, Paris 1899, 216, W. Gundel, H.G. Gundel, Astrologoumena, Wiesbaden 1966, in indice s.u.

F 3 col. ii, 1-9, cf. Maneth. VI, 165ss., Ptol., *Tetr.* IV 5.

F 8 De arte et uita astrologi eius tractatus, cf. D. Pingree, Antiochus and Rhetorius, CPh 72, 1977, 203-23.

F 17, 1-7 cf. computationes apud Doroth. I 12, 332-3 et V 27, 402-3 Pingree, Paul. Alex. c. 28., Maneth. E 324. 22-27 cf. Firm. Mat. I 121, 19: (Mars) sic cum Luna positus, sicut diximus, sine Veneris et Iouis testimonio gladiatores facit, sed eos qui <in> conspectu populi crudeli necis atrocitate pereant. igitur Iouis testimonio sors eorum paulo melior fit.

INDEX VERBORVM ANVBIONIS

Articulum et verba γέ, δέ, τέ omisi. quae verba neque in LSJ neque in Supplementis leguntur, asterisco indicaui.

P.Oxy. 4503r (F 1) (a)

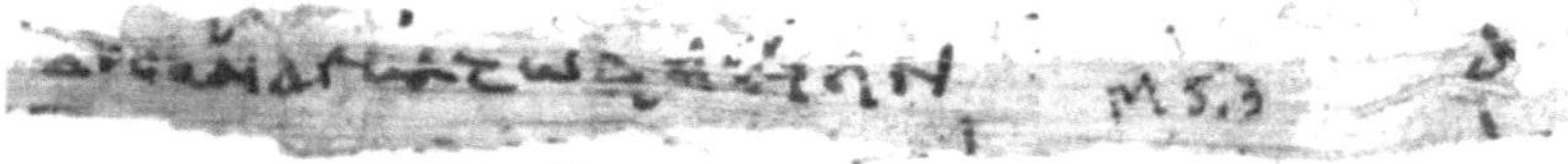

(b)

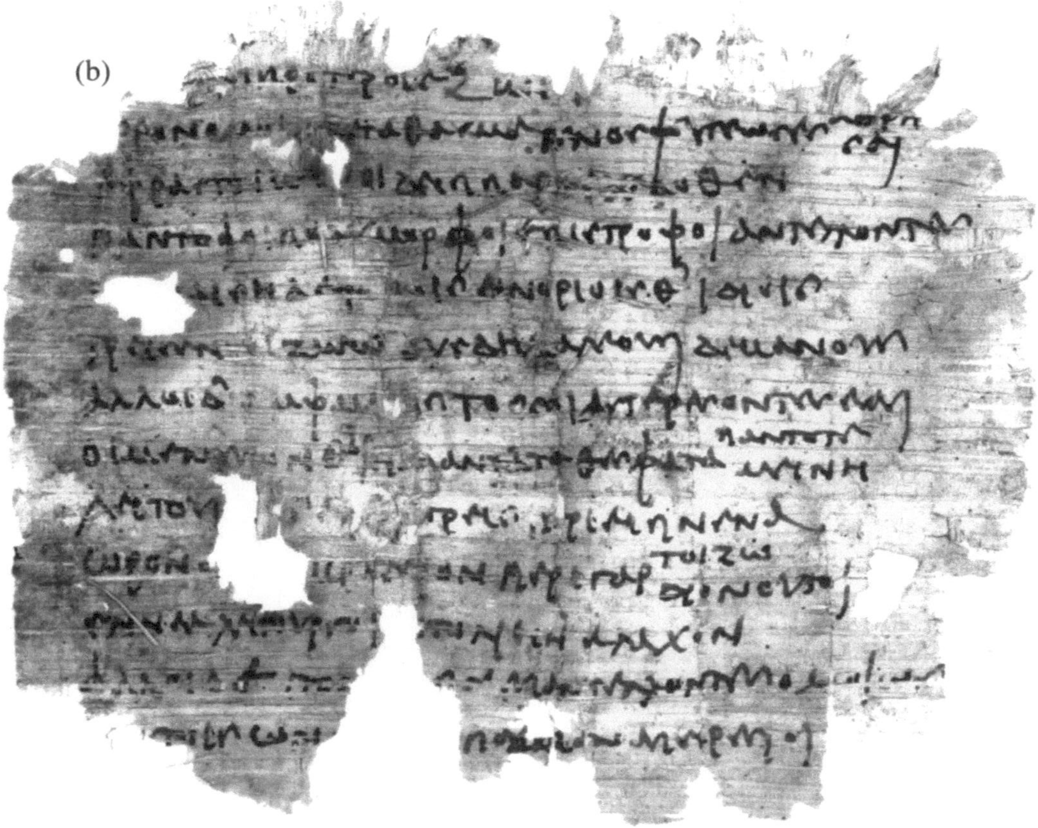

(a)

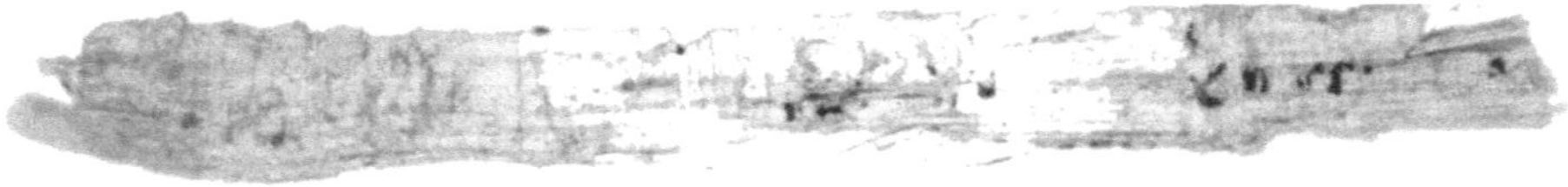

(b)

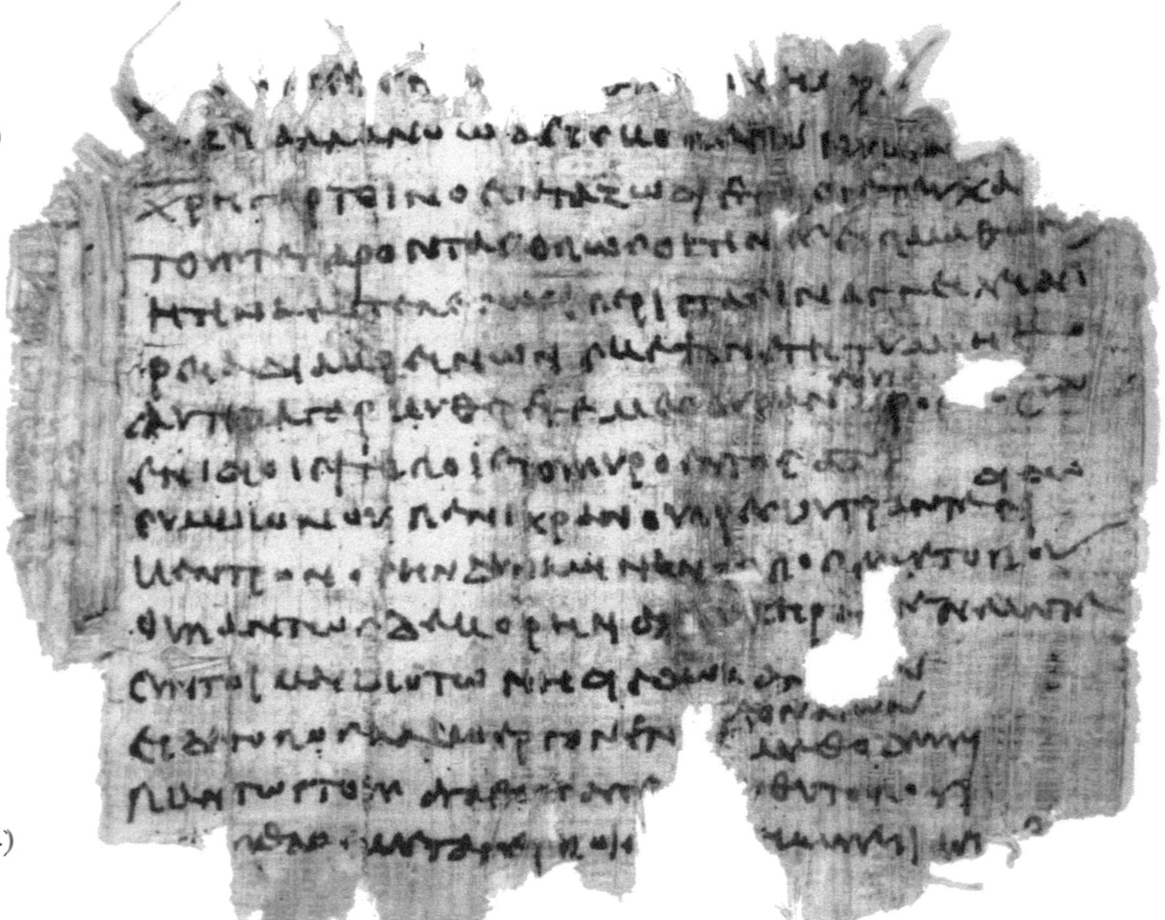

P.Oxy. 4503v (F 4)

P.Oxy. 4504 (F 3)

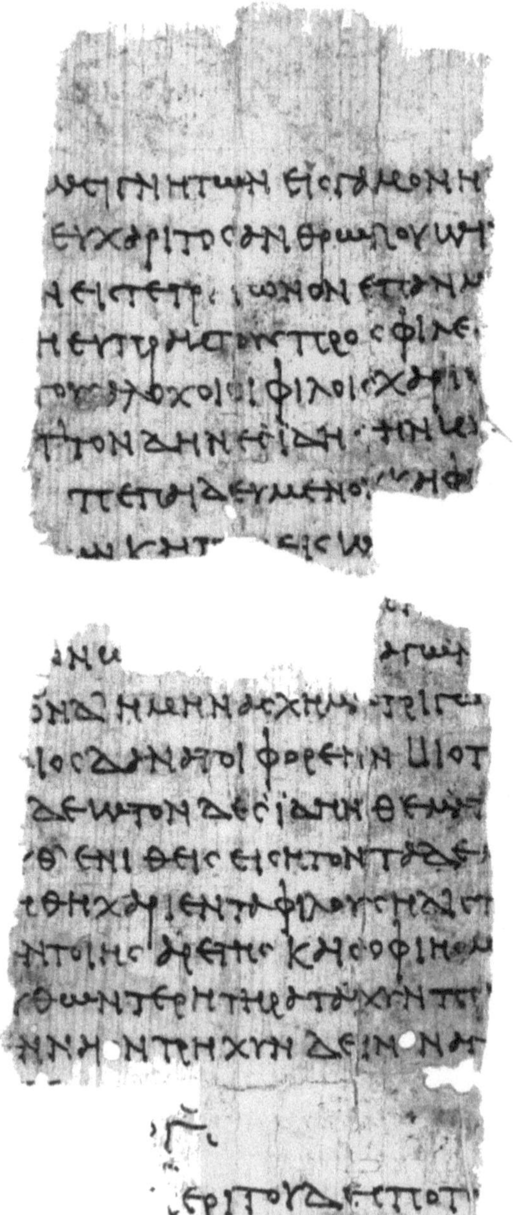

P.Oxy. 4505 (F 5)